생활 속에서 실천하는
세로토닌 뇌 활성법

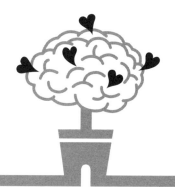

생활 속에서 실천하는
세로토닌
뇌 활성법

아리타 히데호 지음 ㅣ 윤혜림 옮김

전나무숲

몸과 마음의 활력 에너지, 세로토닌

우리 뇌에는 몸과 마음을 건강하게 하는 신경세포가 존재한다. 바로 '세로토닌(serotonin) 신경'이다. 세로토닌 신경은 '햇빛'과 '의식적인 리듬 운동'에 의해 활성화된다. 인류가 지금과 같은 문명의 이기를 누리기 이전에는 이 두 가지 활성화 조건을 충족하는데 전혀 어려움이 없었다. 농사일이나 사냥에는 햇빛과 신체활동이 반드시 따르기 때문에 자연스럽게 세로토닌 신경이 활성화되어 몸과 마음에 활기가 생겼다.

그러나 현대 생활의 시작과 함께 이 활성화 조건의 존재는 차츰 희미해져갔다. 편의점이나 24시간 영업하는 음식점들이 등장하면서 밤낮이 바뀐 생활이 얼마든지 가능하게 되었기 때문이다. 문명의 혜

택으로 '햇빛'에 의존하지 않고 인공조명만으로 충분히 생활할 수 있게 되었지만 그 이면에서는 세로토닌 신경의 약화라는 엄청난 부작용이 일어나고 있었다.

여기에는 최근 몇 십 년 사이에 급속히 일반화된 컴퓨터도 한 몫을 한다. 현대 IT사회와 편리하고 쾌적한 생활양식을 만드는데 이바지한 공로는 인정하지만 그 폐해 또한 만만치 않다. 온종일 컴퓨터와 마주하고 있는 동안 나도 모르게 세로토닌 신경은 서서히 약해져 가고 있다.

세로토닌 신경이 약해지면 아침에 일어나기가 힘들고 쉽게 피로감을 느끼며 사소한 일로 화를 내는 등 몸과 마음이 지치고 쇠약해진다. 우울한 기분이 들고 때론 공격적인 성향이 나타나기도 한다.

　세로토닌 신경을 손상시키는 주된 요인은 스트레스와 피로이다. 현대인은 하루에도 몇 번씩 크고 작은 스트레스에 부딪히며 산다. 또 사회가 복잡해진 만큼 웬만한 일에는 피로가 따르기 마련이다. 그러고 보면 세로토닌 신경은 끊임없는 공격에 노출돼 있는 셈이다. 그대로 두면 걷잡을 수 없이 약해진다.

　열심히 일하는 사람일수록 스트레스도 피로도 크기 마련이다. 그런데도 몸과 마음이 늘 활기차고 업무 수행력도 뛰어난 사람이 있다. 평소에 남들보다 훨씬 더 적극적으로 세로토닌 신경을 단련하는 것이 그들만의 철저한 자기관리법이다.

　세로토닌 신경을 단련하는 생활습관에는 좌선, 조깅, 수영, 껌 씹기, 독경, 노래 부르기 등 여러 가지가 있다. 취향에 따라 어느 것을 선택해도 좋지만 한 가지 꼭 지켜야 할 것이 있다. 의식을 집중해서 열심히 하는 것이다. 뒤에서 세로토닌 신경과 전전두엽과의 관계를 통해 그 이유를 설명할 것이다.

　몸과 마음을 건강하게 하는 중요한 요소 중 하나가 질 좋은 수면이다. 밤에 푹 잠을 자려면 멜라토닌이라는 호르몬이 충분히 분비돼야 한다. 멜라토닌은 낮 동안의 활동에 필요한 세로토닌에서 만들어진다. 따라서 밤잠을 잘 이루지 못할 때는 술에 기대기보다 낮에 햇빛을 받으면서 적당히 리듬 운동을 하는 편이 훨씬 더 효과적이다.

이 책을 읽고 우선 평소에 나도 모르게 스스로 세로토닌 신경을 약하게 만들고 있다는 사실부터 깨닫기 바란다. 그리고 내 생활습관의 어떤 점이 문제인지를 찾아 고치도록 한다.

물론 이 책에는 더 큰 목적이 있다. 세로토닌 신경을 단련하는 것이다. 그렇게 어렵지도 않다. 생활 속에서 '햇빛'을 많이 쐬고 '리듬 운동'을 자주 하면 된다. 지금부터 세로토닌 신경을 활성화하는 구체적인 방법을 알려줄 것이다. 간단하면서도 효과 높은 방법이므로 꼭 실천하기 바란다.

아리타 히데호

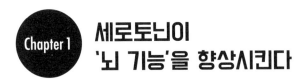

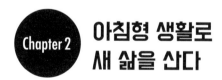

활기찬 내일을 위한
세로토닌 활성 수면법

Chapter 3

Chapter 4　몸과 마음을 생기 있게 하는 세로토닌 호흡법

세로토닌 신경을 약화시키는 생활습관

Chapter 6 세로토닌 '뇌' 활성법으로 원만한 대인관계 맺기

Chapter
1

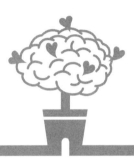

세로토닌이
'뇌 기능'을
향상시킨다

01

능력 있는
사람들의
생활습관

기분을 안정시키는 '세로토닌'

●

우리 주변에는 업무 능력 뛰어나고 대인관계 원만하며 늘 활기찬 모습으로 건강하게 사는 '부러운 사람들'이 있다. 개인적으로나 사회적으로나 크고 작은 성공을 거머쥔 '잘 나가는 그들'에게 사실은 한 가지 공통점이 있었다. 다름 아니라 뇌의 세로토닌 신경을 늘 활성화된 상태로 유지하고 있는 점이다.

'세로토닌'이란 말을 처음 들으면 왠지 약 같은 느낌이 드는 모양이다. 세로토닌이 어떤 약이냐고 물을 때가 많다. 그때 하는 내 대답은 이렇다.

"여러분 스스로가 만들어내는 약이지요"

'세로토닌'은 뇌의 신경전달물질로 '뇌 내 물질'이라고도 한다. 세로토닌 신경이 활성화되어 뇌에서 세로토닌이 충분히 작용하면 뇌 기능이 활발해지고 자세도 반듯해지며 표정에도 생기가 돌아 건강하고 활기차게 생활할 수 있다.

물론 세로토닌의 작용 원리를 전혀 모르면서도 평소에 세로토닌 신경을 활성화해서 뇌와 신체에 유익한 효과를 얻는 사람들도 있다. 그들은 아마도 경험을 통해 세로토닌 분비가 늘어나면 활력이 생기고 그 때문에 일도 열심히 하게 된다는 사실을 체득했을 것이다. 그래서 세로토닌 신경을 활성화하는 습관도 자연스럽게 몸에 밴 것이 분명하다.

예를 들면 어떤 야구 선수는 시합에 나가기 전에 잠시 좌선이나 명상을 한다고 한다. 회의나 방송 시작 전에 좌선을 한다는 정치인이나 연예인 이야기도 들은 적이 있다. 어떤 분야에서건 크게 활약하는 사람들 중에는 중요한 일을 수행하기 전에 좌선이나 명상을 하는 경우가 드물지 않다.

좌선과 명상은 세로토닌 신경을 활성화하는 매우 효과적인 방법이다. 평소에 습관처럼 세로토닌 신경을 활성화하는 사람들은 매사에 열심이고 늘 활기차며 두뇌 회전도 빠르다. 게다가 밝고 생기 있는 표정과 바른 자세로 시원시원한 인상을 준다.

그들에게 또 다른 중요한 특징이 있다. 자신의 감정을 다스릴 줄 아는 것이다. 어떤 일에도 평상심을 잃지 않기 때문에 다소 불쾌한 일을 당하거나 스트레스를 받더라도 유연하게 대처할 수 있다. 우울한 기분이 들더라도 신속하게 기분을 바꿀 줄 알며 공포나 불안을 느끼거나 잠시 들뜨고 흥분되었어도 그것에 휘둘리지 않고 침착하게 감정을 제어한다.

이와 정반대인 사람들도 있다. 쉬 피로하고 업무나 학습에도 의욕이 생기지 않는다고 호소한다. 그런 사람들은 대개 잘못된 생활습관으로 인해 세로토닌 신경이 약해져 있다. 그러니 매사에 의욕이 없고 사소한 일에도 금세 의기소침해진다. 한 마디로 사는 것이 즐겁지 않다.

현대인의 생활은 아무래도 세로토닌 신경이 약해지는 방향으로 흘러가기가 쉽다. 피곤하다는 말을 달고 살고 매사에 끈기가 없으며 자주 우울해지거나 이미 우울증이 진행된 사람들이 많아지는 이유도 세로토닌 신경을 약화시키는 생활습관 때문이다.

그래서 평소에 세로토닌을 자주 의식해야 한다. 이 책에서 제시하는 쉽고 효과적인 방법들을 이용해 세로토닌 신경을 활성화하면 스트레스에 지지 않고 업무와 학습에 매진하며 하루하루를 활기차게 보낼 수 있다.

스님들의 생활에서 배우는
세로토닌 신경 활성법

●

스님들은 대개 건강하고 장수한다고 한다. 그 이유는 스님들의 생활습관에서 찾을 수 있다. 스님들은 해가 뜨기 전에 일어나 좌선이나 독경으로 하루를 시작한다. 아침 일찍 일어나는 것이나 좌선, 독경 모두 세로토닌 신경을 활성화하는 효과적인 방법이다.

특히 좌선과 독경은 호흡을 이용한 리듬 운동에 해당한다. 좌선은 소리를 내지 않고 하는 호흡법이고 독경은 소리를 내서 하는 호흡법이다. 뒤에서 자세히 설명하겠지만 스님들의 생활은 세로토닌 신경을 활성화하는데 꼭 필요한 '햇빛'과 '리듬 운동'을 갖추고 있다.

그렇다고 보통사람들이 스님들처럼 생활할 수도 없는 일이다. 따라서 생활 속에서 부담 없이 꾸준히 할 수 있는 방법을 찾아 세로토닌 신경을 활성화해야 한다. 우선 아침 일찍 일어나는 것부터 시작하자. 평소보다 30분 더 일찍 일어나 좌선이나 독경, 워킹 등 내게 맞고 쉽게 할 수 있는 것부터 해 보자.

30분 더 일찍 일어나도 처음에는 5~10분 정도의 여유밖에 생기지 않을 것이다. 5분이라도 괜찮다. 무리하지 않고 지속할 수 있으면 된다. 습관이 되면 하루라도 거른 날에는 몸이 먼저 알아보고 견디지 못할 것이다. 그 정도면 충분하다. 지금부터 세로토닌의 작용 원리와 매일 세로토닌 신경을 활성화하는 간편한 방법을 설명하기로 한다.

02

세로토닌
신경의
작용 원리

신경전달물질, 세로토닌

●

　세로토닌이 우리 몸과 마음에 유익한 이유와 세로토닌 신경을 활성화하는 것이 구체적으로 어떤 뜻인지 알아보자.

　세로토닌은 뇌 속의 신경전달물질이다. 신경전달물질이란 뇌의 신경세포 사이에서 정보를 전달하는 일을 한다. 대표적인 신경전달물질에는 도파민, 세로토닌, 노르아드레날린 등이 있다. 이들 신경전달물질을 합성하고 방출하는 신경세포를 각각 도파민 신경, 세로토닌 신경, 노르아드레날린 신경이라고 한다. 이들은 서로 다른 일을 한다. 도파민 신경은 도파민만 방출하고 세로토닌 신경은 세로토닌만 방출한다. 마찬가지로 도판민만 또는 세로토닌만 받아들이는 특이성

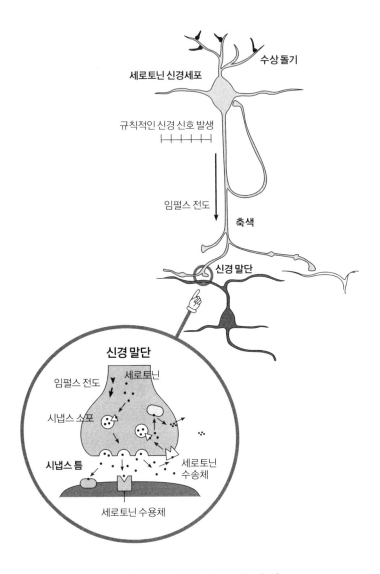

〈세로토닌 신경의 구조와 기능〉

을 지닌 신경세포가 있다. 이를 수용체(receptor)라고 한다.

신경전달물질과 그것을 받아들이는 수용체가 결합하면 작동(ON) 상태(결합하면 정지[OFF] 상태가 되는 경우도 있다)가 되어 그 신경전달물질이 작용하게 된다. 세로토닌을 예로 들어 이 과정을 자세히 알아보자.

세로토닌 신경세포가 자극을 받아 흥분하면 그 정보는 신경세포 안에서 '임펄스(impulse)'라는 전기 신호를 이용해 전도된다. 흥분이 축색 돌기 말단에 도달하면 그곳에 축적돼 있던 세로토닌이 시냅스 틈으로 분비된다. 시냅스란 신경세포와 신경세포 사이의 접속 부위를 말한다. 시냅스 틈으로 분비된 세로토닌을 다른 신경세포의 수용체가 받아들이면 흥분(정보)이 전달된 것이다. 따라서 세로토닌 신경이 활성화되려면 우선 세로토닌 신경에서 세로토닌이 많이 분비돼야 한다.

수용체와 결합하지 못한 신경전달물질은 신경 말단에 있는 '수송체(transporter)'라는 재흡수구로 회수되어 다시 이용된다. 시냅스 틈으로 분비된 세로토닌 중에서도 세로토닌 수용체와 결합하지 않고 남은 것은 세로토닌 신경 말단에 있는 세로토닌 수송체로 다시 흡수돼 재활용된다.

세로토닌 신경의 억제 회로

●

세로토닌 신경은 제 스스로를 점검하는 장치를 갖추고 있다.* 이를 '세로토닌 자기수용체(auto receptor)'라고 한다. 세로토닌 자기수용체는 세로토닌이 지나치게 늘어나 과잉 작용하는 일이 없도록 제어하는 일을 한다. 도파민과 달리 세로토닌에는 이 같은 자기 억제 회로가 있기 때문에 과다 분비되어 부작용을 일으키거나 하지 않는다. 바로 이점이 세로토닌의 중요한 성질이다.

'세로토닌 자기수용체'는 '세로토닌 수송체'와 다르다. '세로토닌 자기수용체'는 신경 말단이 아니라 세로토닌 신경세포 자체에 있다. 또 이름은 비슷하지만 신경 말단에서 분비된 세로토닌을 받아들이는 '세로토닌 수용체'와도 다르다.

27쪽의 그림에서 알 수 있듯이 세로토닌 자기수용체가 존재한다는 것은 세로토닌 신경이 다른 신경세포의 수용체로만 축색을 보내는 것이 아니라, 제 자신에게도 축색을 보내 그곳에서 활동 수준이 일정하게 유지되도록 조절한다는 것을 의미한다.

---

*신경전달물질 대부분은 자기수용체가 있어 피드백 조절이 필요할 만큼 충분히 분비되고 있다. 그런데 도파민은 예외다. 도파민 신경에는 자기수용체가 없기 때문에 도파민이 과다 분비되면 조울증, 정신분열증, 중독과 같은 부작용을 겪게 된다.

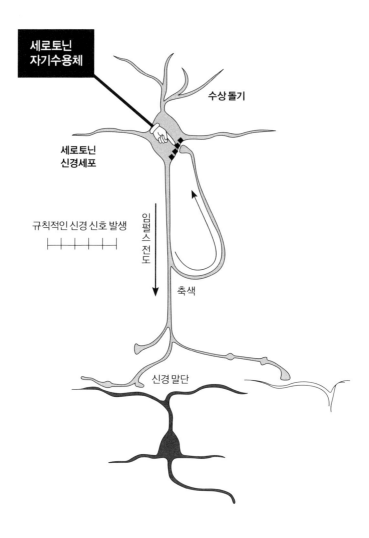

<세로토닌 자기수용체>

세로토닌 신경에서 보내는 임펄스의 빈도는 세로토닌 자기수용체의 제어를 받는다. 그런데 세로토닌 자기수용체의 수가 늘어나 자기억제가 너무 강해지면 각성 시에도 세로토닌 신경의 활동 수준은 계속 낮은 상태로 있게 된다. 바꿔 말하면 세로토닌 신경이 활성화된 상태와 반대가 되는 것이다. 만약 이런 상태가 지속되면 사소한 일에 쉽게 화를 내거나 공격적이 되고 우울한 기분이 드는 등 감정이나 충동 성향을 제대로 조절하지 못하게 된다.

상쾌한 아침은 세로토닌 작용의 워밍업 시간

●

세로토닌 신경은 뇌간 한 가운데의 '봉선핵'에만 있다. 대신 뇌 전체로 축색을 보낸다. 우리 뇌에는 약 1000억 개의 신경세포가 있는데 봉선핵에 있는 세로토닌 신경세포의 수는 수만 개에 불과하다.*
그러나 한 개의 세로토닌 신경세포에서 수만 개의 축색이 나와 대뇌

---

* 우리 뇌에는 약 1000억 개의 세포가 있고, 정신활동에 관계하는 신경세포(뉴런)는 약 150억 개가 있다. 이에 비하면 봉선핵에 있는 세로토닌 신경세포의 수 '수만 개'는 적은 편이지만 뇌 전반에 끼치는 영향력은 무시하지 못한다.

피질을 비롯해 감정이나 기억과 밀접한 관계가 있는 변연계, 생존과 직접 관련된 시상하부와 뇌간, 소뇌, 척수 등 뇌의 대부분의 영역에 이르고 있다.

세로토닌 신경이 나무라면 축색은 덩굴에 해당한다. 그 덩굴이 뇌 전체로 뻗어 세로토닌을 분비하므로 각성 시에는 뇌의 넓은 범위에 걸쳐 세로토닌이 작용하게 된다. 다시 말해 깨어있는 동안 우리 뇌에서는 세로토닌의 농도가 일정하게 유지된다.

세로토닌 신경의 또 다른 특징은 깨어있는 동안에는 다른 신경으로부터 자극이 오지 않더라도 1초 동안에 2~3회라는 일정 빈도로 임펄스 신호를 계속 보내는 점이다.

그러나 수면 중, 특히 렘(REM)수면 상태에서는 그 임펄스가 멈춘다. 그러다 잠에서 깨면 세로토닌 신경은 다시 낮은 빈도로 규칙적인 임펄스를 내기 시작한다. 마치 차에 시동을 걸었을 때 저속으로 엔진이 회전하는 초기 단계와 유사하다.

이처럼 일반적으로는 세로토닌 신경이 순식간에 활성화되지는 않는다. 하지만 활성화 수준이 순조롭게 오르지 못하면 뇌 기능이 떨어지게 된다. 별안간 차의 엔진이 꺼지면서 움직이지 않게 되는 것과 마찬가지이다.

아침에 상쾌하게 잠에서 깨어 세로토닌이 정상적으로 분비되면 마

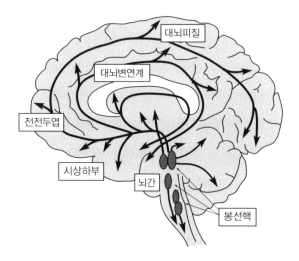

세로토닌 신경세포는 뇌간의 봉선핵(●)에 수 만개가 있고 그 축색 (➤)(24쪽 참조)은 수많은 가지를 뻗어 뇌의 넓은 범위에 걸쳐 영향(정보 전달)을 미친다.

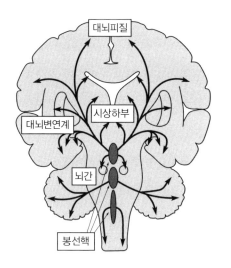

세로토닌 신경세포가 분포하는 봉선핵(●)은 뇌간 한 가운데 있다.

〈세로토닌 신경세포의 위치와 축색의 분포 영역〉

치 차가 신나게 달리듯이 우리 몸과 마음에 활기가 생긴다. 그 이유는 세로토닌 신경이 축색을 뻗어 교감신경에 작용하기 때문이다.

신체 기능을 적당히 활동적인 상태로 만든다

●

자율신경은 내장과 혈관, 호흡 등을 제어하여 신체 기능을 정상으로 유지하는 신경군이다. 이름 그대로 독자적으로 작용하므로 내 의지대로 조절할 수가 없다. 자율신경은 주로 깨어 있을 때 작용하는 교감신경과 주로 자고 있을 때 작용하는 부교감신경으로 이루어져 있다.

세로토닌은 자율신경의 균형을 바로잡는 역할도 한다. 각성을 유발하고 교감신경에 작용하여 혈압과 호흡 활동을 촉진한다. 그렇다고 교감신경이 급격히 항진되지는 않는다. 수면 중 심박수가 1분에 약 50회였던 것을 70~80회로 적당히 증가시키는 정도이다.

낮에 활동할 때는 주로 교감신경이 우세하다. 운동이나 흥분으로 교감신경이 지나치게 활성화되면 호흡수가 1분에 120회를 넘기도 한다. 또 스트레스로 인해 교감신경이 계속 긴장 상태에 있으면 신체의 면역 기능이 떨어져 질병에도 쉽게 걸린다.

이와 다르게 세로토닌은 신체 기능을 흥분 수준까지 끌어올리는 것이 아니라 적당히 활동적인 상태로 만든다. 이것도 세로토닌의 중요한 특징이다.

따라서 아침에 세로토닌 신경을 활성화하면 신체 기능이 활동 수준으로 높아지기 때문에 하루를 순조롭게 시작할 수 있다. 그러나 세로토닌 신경이 약해져 있으면 그 반대 현상이 나타난다. 잠자리에서 일어나기 힘들고 무기력해지며 사고력도 떨어진다. 신체 기능이 활동 수준에 이르지 못했기 때문이다. 이런 상태가 이어지면 온종일 업무 효율도 오르지 않는다.

세로토닌과 바른 자세

●

앞에서 언급했지만 세로토닌 신경이 활성화된 사람들은 표정에 생기가 돌고 자세도 반듯하여 누가 봐도 기분이 좋다. 그 이유는 세로토닌 신경이 항중력근에 영향을 미치기 때문이다.

항중력근은 중력에 대항하여 자세를 유지하기 위해 기능하는 근육이다. 중력의 지배를 받고 사는 우리에게는 매우 중요한 존재이다. 목, 등뼈 주위, 하지, 눈꺼풀과 안면의 근육들이 모두 항중력근이다. 자고 있을 때는 이 근육들도 이완되어 휴식을 취한다. 그래서 잘 때는 몸만 축 늘어지는 것이 아니라 얼굴에도 힘이 빠져 탄력이 없어진다. 그러나 일어나 활동할 때는 다시 항중력근의 기능으로 자세가 유지되고 얼굴에 생기가 돌며 표정도 확실해진다.

세로토닌 신경은 항중력근에 영향을 미치지만 그렇다고 항중력근에 직접 작용하는 것은 아니다. 세로토닌 신경이 운동 신경세포에 세로토닌을 분비해서 흥분 수준을 높이면 항중력근이 긴장하게 된다. 그 결과 등줄기가 곧게 펴지고 얼굴에도 탄력이 생긴다.

반대로 세로토닌 신경이 약하면 항중력근에 미치는 영향도 미미하기 때문에 등이 구부정해지고 자세가 흐트러지며 얼굴에 힘이 들어가지 않아 표정도 밋밋하고 늘 기운 없어 보인다.

이 밖에 세로토닌 신경의 활성화로 또 다른 효과를 얻을 수 있다. 세로토닌 신경이 활성화되면 통증에 대한 감각이 둔해진다. 내 연구실에서 이런 실험을 했다. 피실험자에게 껌을 씹게 하고 그 동안 무작위로 통증을 주었다. 껌을 씹는 것은 리듬 운동의 하나이고, 리듬 운동은 세로토닌 신경을 활성화하는 효과가 있다. 실험 결과 혈액의 세로토닌 농도가 증가함에 따라 통증 자극에 대한 반사가 줄어드는 것으로 나타났다.

세로토닌 신경의 활성화 여부를 알려면 직접 뇌의 세로토닌 양을 조사해야 하지만 그것이 불가능하기 때문에 대신 혈액이나 소변에 있는 세로토닌의 양을 측정한다. 여기서 혈액의 세로토닌 농도를 기준으로 삼은 것도 그 때문이다.

세로토닌 신경이 활성화된다고 통증 자체가 사라지는 것은 아니지만 통증에 대한 감각이 약해지기 때문에 진통 효과를 얻을 수 있다. 반대로 세로토닌 신경의 작용이 약하면 사소한 통증에도 민감하게 반응한다.

세로토닌은 우리 몸속에도 있다

●

앞서 소개한 실험에서는 세로토닌 신경의 활성화 여부를 알기위해 혈액 속의 세로토닌 양을 측정했다. 그런데 실제로 세로토닌은 뇌에만 있는 것이 아니라 우리 몸속에도 있다. 뇌에 있는 세로토닌은 몸속에 있는 세로토닌 양의 약 5%에 불과하다. 몸속에 있는 세로토닌의 약 90%는 소장 점막에 있는 크롬 친화 세포(조직화학적으로 크롬 친화 반응에 양성인 세포) 속에 있다.

세로토닌은 필수 아미노산의 일종인 트립토판을 원료로 해서 만들어진다. 트립토판은 바나나, 우유나 치즈 같은 유제품, 소맥 배아, 대두, 깨, 가다랑어포 등에 함유돼 있다. 소화관을 통해 들어온 트립토판은 혈액을 경유하여 트립토판에서 세로토닌을 합성하는 효소가 있는 세포로 이동한다. 그곳에서 세로토닌이 만들어진다.

세로토닌 합성 효소는 뇌에서는 뇌간의 봉선핵에 있는 세로토닌 신경세포에 있고, 몸에서는 소장의 세포에 있다. 뇌에서 분비된 세로토닌 중 남은 것은 마치 호르몬처럼 혈액으로 배출된다.

뇌 속의 잉여 세로토닌은 혈액으로 배출된다

●

혈액에 세로토닌이 많아졌다면 그것이 세로토닌 신경의 활성화로 인한 것인지 원래부터 몸속에 있던 세로토닌이 혈액으로 들어갔기 때문인지 구분이 잘 되지 않을 것이다. 우리 몸속에 있는 세로토닌의 대부분은 장운동을 위해 소장에서 만들어지는데 그것이 혹시 혈액으로 들어갔을 가능성도 있기 때문이다.

그러나 이에 관해 자세히 조사한 결과 장에서 만들어진 세로토닌은 대부분 장관에서 대사되며 남은 것은 간에서 파괴되기 때문에 혈액에는 거의 남아있지 않는 것으로 확인됐다.

실제로도 장운동이 활발해지는 식후나 밤에는 장관에서 계속 세로토닌이 분비되지만 그렇다고 혈액에 세로토닌이 많아지는 것은 아니다. 따라서 혈액 속에 증가한 세로토닌은 뇌에서 분비되고 남은 양이다.

세로토닌 신경의 활성화를 위해 리듬 운동을 할 때 운동 전후로 혈액과 소변에 있는 세로토닌의 양을 조사해 보면 리듬 운동 후가 훨씬 더 많다. 뇌 속에 세로토닌이 늘어났다는 뜻이다.

혈액 속 세로토닌과
뇌 속 세로토닌의 기능적 차이

●

체내 세로토닌은 소장에서 만들어지고 장관 등의 민무늬근에 작용하여 소화관의 운동에 크게 영향을 준다. 그 작용이 약하면 변비가 되고 너무 강하면 설사가 된다.

원래 세로토닌의 5%는 혈액에 있고 그 양은 기본적으로 일정하다. 혈액 속 세로토닌의 90%는 혈소판 속에 저장된 상태로 존재하기 때문에 액체 성분인 혈장에는 거의 들어있지 않다. 세로토닌이 작용할 때만 혈장으로 녹아 나온다.

세로토닌은 혈장 속에서 지혈 작용과 혈관을 긴장시키는 수축 작용을 한다. 편두통에 세로토닌 계열의 치료제가 효과를 발휘하는 이유도 세로토닌이 혈관의 수축을 조절하기 때문이다.

뇌의 혈관이 수축되면 일시적으로 혈액이 정체되는 허혈(虛血) 상태가 된다. 편두통은 혈관이 수축되어 허혈 상태가 되었다가 다시 이완되면서 과도하게 확장될 때 느끼는 통증이다. 그런데 혈액 속에 세로토닌이 늘어나면 지나치게 확장된 혈관이 수축되므로 통증이 줄어들게 된다.

이처럼 혈액 속 세로토닌은 뇌 속 세로토닌과 전혀 다른 기능을 한다. 우리 뇌에는 신경전달물질로서의 세로토닌이 있고, 장관이나 혈관에는 그것과 다른 작용을 하는 세로토닌이 있는 것이다.

03

마음과
신경전달물질의
관계

대뇌피질의 작용을 억제하여
스트레스를 줄인다

●

연구를 통해 뇌의 세로토닌 신경을 활성화하면 대뇌피질의 작용이 억제되는 것으로 밝혀졌다. 세로토닌 신경은 대뇌피질의 작용을 억제하면서 한편으로는 각성 상태를 유발한다.

인간의 뇌는 원숭이에 비해 대뇌피질이 크게 발달돼 있다. 대뇌피질은 지각, 언어, 판단, 인지 등을 주관하는 부분이다. 이런 중요한 곳이 억제되면 혹시 뇌 기능에 문제가 생기지 않을까 염려하는 사람도 있을 것이다.

대뇌피질은 언어나 지식, 사회 규범 같이 지금까지 습득한 것을 축적해 두는 매우 중요한 부위이다. 그러나 한편으로는 언어나 개념이 밀집돼 있기 때문에 고민이나 불안, 근심의 근원이 되기도 한다. 지금까지 기억하고 있는 상식이나 규범에 얽매어 무의식적으로 매우 답답하고 부자연스러운 상태를 만들어내기 때문이다.

세로토닌 신경을 활성화해서 대뇌피질의 작용을 억제하면 적당히 스트레스가 줄기 때문에 몸과 마음이 편안해진다. 각성 상태로 사고하고 대화하면서도 스트레스로부터는 자유로운 그야말로 이상적인 심리 상태에 이르게 된다.

마음의 안정은 '3원색'의 적절한 조합

●

세로토닌과 더불어 대표적인 신경전달물질인 도파민과 노르아드레날린이 어떤 기능을 하고, 세로토닌은 이들 물질에 어떤 영향을 미치는지 알아보자.

세로토닌, 도파민, 노르아드레날린은 마음의 작용과 크게 관련이 있다. 그래서 나는 이 물질들을 빛의 3원색에 비유하여 '마음의 3원색'이라고 부른다. '원색'이라는 표현을 쓴 것은 원색을 혼합하면 다른 모든 색을 만들 수 있듯이 이 세 가지 물질을 조합하면 인간이 느끼는 다양한 감정 상태를 나타낼 수 있기 때문이다.

인간이 가진 감정의 기본은 '쾌감'과 '불쾌감'이다. '쾌감'은 도파민의 작용으로, '불쾌감'은 노르아드레날린의 작용으로 일어난다. 비유적이지만 나는 빛의 3색으로 마음의 3원색을 하나씩 비추었다. '쾌감'을 유발하는 도파민은 빨간빛을, '불쾌감'을 유발하는 노르아드레날린을 파란빛을, 마음을 안정시키는 세로토닌은 초록빛을 띤다.

불쾌한 감정을 좋아할 사람은 없다. 그러나 사는 동안에는 크고 작은 스트레스에 부딪히게 되고 분노나 슬픔을 느끼기도 한다. 그 때 작용하는 것이 노르아드레날린 신경이다. 되도록 도파민 신경이 작용하는 '쾌감'만 맛보며 살고 싶지만 그럴 수만도 없다. 만약 '쾌감'에만 너무 이끌리게 되면 그것 없이는 살아갈 수 없는 중독(의존증) 상태가 된다. 술이 주는 쾌감에 빠지면 알코올 의존증이 되기 쉽다. 게임 의존증이나 도박 의존증도 마찬가지이다. 이런 상태에 제동을 걸어 마음의 안정을 되찾게 하는 것이 세로토닌이다.

스트레스에 짓눌려 우울할 때는 마음이 온통 파랗고, 쾌감만 쫓는 중독 상태에서는 마음이 붉어진다. 도파민이 분비돼도 세로토닌 신경이 활성화되면 빨간빛과 초록빛이 적절히 섞여 마음은 노란빛을

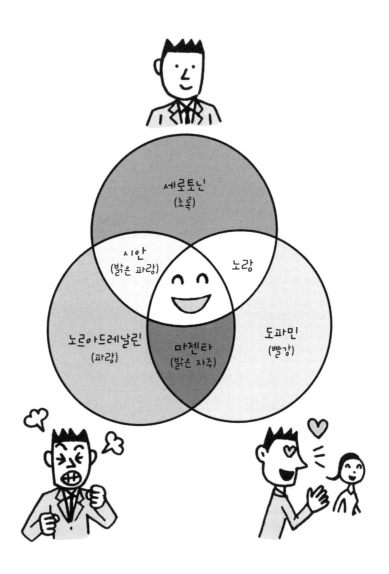

띤다. 노르아드레날린과 세로토닌이 균형을 이루면 파란빛과 초록빛이 섞여 마음의 색은 시안(밝은 파랑)이 된다. 빨강이나 파랑 같은 원색보다 노랑이나 시안 같은 혼색된 빛을 띠었을 때가 오히려 마음이 안정된 상태이다.

그런데 쾌감과 불쾌감을 번갈아가며 느끼면 어떻게 될까? 빨간빛과 파란빛이 섞여 마젠타(밝은 자주)가 될까? 사실 쾌감과 불쾌감을 동시에 느끼는 일은 흔치 않다. 아마 마음의 색도 빨간빛과 파란빛을 번갈아가며 띠게 될 것이다.

가장 바람직한 것은 쾌감이나 불쾌감의 어느 한 쪽으로도 치우치지 않는 것이다. 다시 말해 세로토닌 신경이 활성화된 안정된 상태이다.

세로토닌 신경의 활성화로 얻는 평상심

●

현대를 사는 동안에는 물질적인 풍요로움에 오는 행복감과 더불어 그 이면에 숨은 불안이나 두려움 같은 불쾌한 감정도 함께 겪게 마련이다. 이상적인 것은 좋건 나쁘건 격렬한 감정에 휘둘리지 않고 마음을 늘 안정되게 지키는 것이다. 그러려면 어떤 것에도 집착하지 않고 치우치지 않는 평상심을 가져야 한다. 빛의 3원색을 모두 섞어 얻는 흰색의 빛처럼 평상심도 흰색을 띠지 않을까?

세로토닌 신경이 활성화되면 모든 일을 평상심으로 바라볼 수 있게 된다. 맡은 일에 충실하니 그만큼 성과도 오르고 스트레스도 줄어 몸과 마음이 건강해진다. 타인과의 의사소통에서도 상대의 표정이나 몸짓 같은 사소한 변화로 상대의 기분을 파악할 수 있어 대인관계가 원만해진다. 물론 그렇다고 걱정거리가 별안간 사라지는 것은 아니지만 평상심을 가지면 근심이나 불안에 휘둘리지 않게 된다.

이처럼 어느 한쪽으로 치우치지 않는 감정의 상태는 불교에서 말하는 '중도(中道)'와 유사하다. 6년에 걸친 수많은 고행에도 깨달음을 얻지 못했던 석가모니가 마침내 얻은 것도 바로 이 중도의 가르침이었다. 고(苦)와 락(樂), 유(有)와 무(無)의 극단을 떠나 현상을 있는 그대로 직관하는 마음 상태로 바른 수행을 하는 것이다.

평소에 세로토닌 신경을 활성화하면 우리 같은 보통사람들도 특별한 수행 없이 이 '중도'에 가까운 마음 상태, 즉 평상심을 유지하며 살 수 있다.

Chapter
2

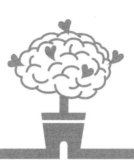

아침형 생활로

새 삶을

산다

01

아침형 생활의
효과

'햇빛'과 '리듬 운동'으로
'세로토닌 활성 뇌'를 만든다

●

몸과 마음의 건강을 지키는 세로토닌의 효과를 알았으니 지금부터는 세로토닌 신경을 활성화하는 구체적인 방법을 살펴보기로 한다. 세로토닌 신경이 활성화된 상태의 뇌, 다시 말해 '세로토닌 활성 뇌'를 만들려면 두 가지 요소가 필요하다. 하나는 '햇빛'이고 다른 하나는 복근 호흡을 포함한 '리듬 운동'이다.

뛰어난 업무 능력과 성과로 인정받는 사람들 중에는 '아침형 인간'이 많다. 그래서인지 아침 일찍 일어나 활동하는 습관의 이점이나 아침 시간을 활용하는 법에 관한 책들도 꽤 많이 나와 있다.

경험해 본 사람이면 누구나 다 알겠지만 아침 일찍 일어나 남들보다 빨리 하루 일과를 시작하면 기분도 상쾌하고 업무 효율도 오른다. 그 뿐만이 아니다. 지금까지 몰랐던 아침형 생활의 가장 큰 이점은 바로 세로토닌 신경을 활성화하는데 무엇보다 효과적이라는 데 있다.

요즘 기업의 경영인들이나 중역들 중에는 아침 일찍 일어나 산책이나 조깅을 하거나 수영장에 들러 가볍게 수영을 하고 출근하는 사람들이 늘고 있다. 세로토닌의 효과를 노리고 시작한 것은 아니겠지만 실제로 이런 생활습관은 세로토닌 신경을 활성화하는 효과가 있다.

특히 아침에는 밖에 나가 햇빛을 받는 것이 좋다. 여기에 걷거나 가볍게 달리기 등의 리듬 운동을 추가하면 세로토닌 신경이 활성화된다. 아침 일찍 일어나 출근 전에 햇빛을 받으며 리듬 운동을 하는 사람들이 업무에 집중력이 높은 것은 자신도 모르게 세로토닌 신경이 활성화되었기 때문일 것이다.

중요한 것은 이런 생활이 습관이 되어야 하는 점이다. 하루 이틀로 끝내거나 일주일에 두 세 번만 해서는 효과가 없다. 매일같이 해야 의식하지 않더라도 세로토닌 신경이 활성화될 수 있다. 아침에 일찍 일어난 데다 걷거나 뛰기까지 하면 업무 효율은커녕 회사에 도착하자마자 주저앉을 것 같겠지만 30분 정도라면 그렇게 피곤하지 않다. 오히려 몸도 마음도 잠에서 활짝 깨서 개운한 기분으로 일에 집중할 수 있으니 이만한 준비 운동도 없을 것이다.

매사에 의욕적이고 열정적인 사람들은 나름대로 그런 습관을 가지고 있음에 틀림없다. 그런 사람들은 아침부터 저녁까지 늘 생기가 있고 자세에 흐트러짐이 없다. 앞서 말했듯이 세로토닌 신경이 활성화되면 그 영향으로 항중력근이 긴장하기 때문에 자세가 반듯해지고 기운도 솟는다. 또 평상심이 유지되어 마음이 균형 있게 작용하고 감정의 흔들림도 적다. 그래서 어려운 일에 부딪혀도 분노나 불안에 휘둘리지 않고 냉철하게 대처할 수 있다.

아침 햇빛이 생체리듬을 조절한다

●

'햇빛'은 세로토닌 신경의 활성화에 반드시 필요하다. 빛과 세로토닌의 관계를 통해 그 이유를 알아보자. 우리 눈의 망막을 통해 빛이 들어오면 그 신호가 뇌의 봉선핵에 있는 세로토닌 신경에 직접 작용하여 흥분시킨다. 빛이 각성 효과를 일으키는 것도 이 때문이다. 따라서 세로토닌 신경이 활성화되려면 우리 눈으로 빛이 들어와야 한다.

빛의 또 다른 중요한 역할은 인간의 '생체리듬'을 조절하는 것이다. 우리는 24시간을 주기로 생활하고 있다. 시계가 없던 시절부터 아침에 해가 뜨면 저절로 잠에서 깨어 활동하기 시작하고 저녁에 해가 지면 졸려 잠이 드는 생활을 거듭해 왔다. 수면과 각성의 균형은 바로 이 '생체리듬' 덕분이다.

하루는 24시간이지만 인간의 생체리듬은 25시간이다. 순전히 생체리듬에만 따라 생활하면 매일 한 시간씩 늦어지게 된다. 우리 눈으로 들어오는 빛 자극이 그 차이를 조절한다. 생체리듬을 조절하는 뇌신경은 망막을 통해 들어온 빛의 신호를 받아 자율신경의 활동을 제어한다. 밤에는 활동 수준을 낮추고 낮에는 활동 수준을 높이기 위해 빛 자극에 상응하여 자율신경을 조절하는 것이다.

세로토닌 신경의 활성화에는
빛의 밝기도 중요하다

●

빛만 있다고 세로토닌 신경이 활성화되는 것은 아니다. 중요한 것은 빛의 밝기다. 형광등의 밝기는 조도를 기준으로 100~400(lx, 럭스) 정도인데 비해 햇빛은 3만~10만(lx)나 된다. 세로토닌 신경이 활성화되려면 3000(lx) 정도는 필요하기 때문에 일반 실내등의 밝기로는 부족하다.

그러나 낮에 실내에 있더라도 날씨만 좋으면 창을 열었을 때 들어오는 빛도 3000(lx) 이상은 되기 때문에 세로토닌 신경을 활성화하는데 충분하다. 햇빛의 밝기는 계절이나 날씨에 따라 다르겠지만 잠자리에서 일어나면 얼른 커튼이나 블라인드를 걷어서 실내로 햇빛이 들어오도록 해야 한다. 아침에 으레 커튼을 열고 햇빛을 받는 것은 세로토닌 신경을 활성화하기 위해 무의식적으로 굳어진 습관이겠지만 지금부터는 그것을 더욱 의식적이고 적극적으로 하자는 이야기다.

햇빛을 받으라고 하면 덜컥 자외선 걱정부터 앞설 것이다. 흔히 자외선은 기미나 주근깨가 생기게 하고 노화를 촉진하며 피부암의 위험을 높인다고 하여 피하면 피할수록 좋은 것처럼 말한다. 자외선이 인체에 미치는 해를 부정하지는 않지만 그렇다고 햇빛을 전혀 받지 않는 것은 세로토닌 신경의 활성화 면에서 결코 바람직하지 않다.

특히 우리는 백인보다 멜라닌색소가 잘 형성되기 때문에 햇빛에 약한 편도 아니다. 멜라닌색소가 너무 많으면 기미나 주근깨가 생기지만 멜라닌은 DNA를 손상시키는 자외선을 흡수해서 세포핵을 보호하기 때문에 피부암으로부터 우리를 지켜주는 역할도 한다. 따라서 자외선에 너무 예민하게 반응할 필요는 없다. 30분~1시간 정도 밖에서 햇빛을 받는 정도라면 괜찮다. 얼굴이 검게 그을리는 것이 싫다면 모자를 쓰거나 자외선 차단 기능이 있는 화장품을 사용하면 된다.

햇빛이 눈으로 들어오면 세로토닌 신경이 활성화되므로 햇빛에 꼭 피부를 노출시킬 필요는 없다. 또 너무 햇빛을 오래 받으면 오히려 피곤해지고 피부에도 좋지 않다. 세로토닌 신경을 활성화하는 데는 30분 정도면 충분하다.

아침 일찍 일어나는 습관으로
흐트러진 생체리듬을 바로잡는다

●

아침 일찍 일어나면 여유 있게 햇빛을 받을 수 있어 세로토닌 신경을 활성화하는데 좋다. 뿐만 아니라 그런 생활이 습관이 되면 몸도 자연히 그 상태에 익숙해지기 때문에 흐트러진 생체리듬도 바로잡을 수가 있다. 아침 일찍 일어나는 것만으로 그만한 효과를 얻을 수 있다면 실천을 미룰 필요가 없다.

평소에 햇빛을 받는 기회가 적고 그런 생활이 오래 가면 세로토닌 신경이 약해져서 여러 가지 불쾌 증상이 나타난다. 겨울이 되면 우울해지는 겨울 우울증(winter blues)도 그 중 하나이다. 전문 용어로 '계절성 감정 장애'라고 하는 겨울 우울증은 햇빛을 적게 받거나 밝기가 충분하지 못해 일어나며 감정의 균형이 흔들리고 정신적으로 불안정한 상태를 보인다.

흔히 아침이면 잠이 덜 깨어 몽롱하지만 낮이 되면 세로토닌 분비가 늘어나기 때문에 정신이 맑아지고 활력도 생긴다. 아침형 생활의 이점을 이용하면 이런 효과가 배가 된다. 아침 일찍 일어나 활동하면 우리 뇌가 보다 신속하게 '세로토닌 활성 뇌'가 되기 때문에 두뇌 회전도 빨라지고 낮 시간대의 업무 효율도 크게 오른다.

밤이 되면 우리 뇌에서는 세로토닌 대신 멜라토닌이 분비된다. 숙면을 취하려면 멜라토닌이 필요하다. 다시 아침이 되면 멜라토닌의 분비가 멈추고 이번에는 세로토닌이 분비된다. 멜라토닌과 세로토닌의 이런 전환이 정상적으로 이루어지려면 햇빛을 받아야 한다. 이에 관한 자세한 설명은 Chapter 3에서 하기로 한다.

아침에 멜라토닌이 분비되지 않는 시간대까지 늦잠을 자면 실제로는 반쯤 깨어 있는 상태이기 때문에 수면의 질이 떨어질 수밖에 없다. 그러니 잠자리에서 일어나긴 했어도 계속 잠에 취해 있어 몸도 무겁고 머리도 맑지가 않다.

밤에 수면으로 휴식을 취하는 동안에는 자율신경 중에서 부교감신경이 우세하고 낮에 활동하는 동안에는 교감신경이 우세하다. 멜라토닌 분비 상태에서 세로토닌 분비 상태로 순조롭게 바뀌면 부교감신경에서 교감신경으로의 전환도 원활해진다. 인체가 내부와 외부의 환경 변화에 대처하는데 있어 교감신경과 부교감신경의 전환은 매우 중요한 작용이다. 그러므로 생활리듬이 생체리듬과 일치하면 신체적으로도 쾌적하고 정신적으로 안정돼 업무 효율도 오르게 된다.

02

세로토닌 신경의 활성화에 효과적인 리듬 운동

3대 리듬 운동은 걷기·호흡·씹기

●

햇빛에 이어 세로토닌 신경의 활성화에 중요한 요소가 바로 '리듬 운동'이다. 몸을 리듬감 있게 움직이면 그 효과가 근육뿐만 아니라 뇌에 직접 작용하기 때문에 세로토닌 신경이 활성화된다. 이와 반대로 신체 활동이 부족하면 세로토닌 신경이 약해진다.

리듬 운동이라고 해서 특정 운동을 가리키는 것은 아니다. 몸을 규칙적으로 움직일 수 있으면 모두 리듬 운동이 된다. 내가 가장 쉽게 할 수 있으면 내게 가장 잘 맞는 운동이다. 리듬 운동이라고 꼭 몸만 움직이는 것은 아니다. 호흡, 씹기도 모두 리듬 운동이 될 수 있다.

나는 리듬 운동의 대표로 걷기, 호흡, 씹기를 꼽는다. 걷기는 일상적인 동작인데다 밖에서 걸으면 '햇빛'과 '리듬 운동'이라는 두 가지 조건을 동시에 갖추게 되므로 세로토닌 신경의 활성화에 매우 효과적이다. 걷는 시간은 30분 정도가 적당하다.

밖에서 걷는다고 하면 보통 '산책'을 생각하지만 사실 느긋하게 주변 풍경을 감상하며 천천히 걸어서는 리듬 운동으로서의 효과를 얻기 힘들다. 물론 전혀 효과가 없다는 말은 아니다. 산책을 하면 햇빛도 받을 수 있고 기분 전환도 된다. 그러나 그것만으로는 세로토닌 신경이 신속하게 활성화되지 못한다.

세로토닌 신경의 활성화에 효과적인 걷기법은 따로 있다. 다소 빠른 걸음으로 리듬 있게 걷되 반드시 자신의 걸음에 의식을 집중해야한다. 그러려면 주변을 둘러보거나 다른 사람들과 두런두런 이야기를 나누는 여유로움은 다른 기회로 미뤄야 한다. 쉬운 말로 하자면 세로토닌 신경을 활성화하려면 걷는 것에 열중해야 한다. 매우 열심히 걸어야 한다는 뜻이다.

열심히 걷는 것은 의외로 쉬운 일이 아니다. 따라서 그저 걷는 것(워킹) 보다는 자신의 보폭이나 호흡에 맞춰 가볍게 달리는 것(조깅)이 집중하기에 더 수월하다. 내가 워킹보다 조깅을 권하는 이유도 그 때문이다.

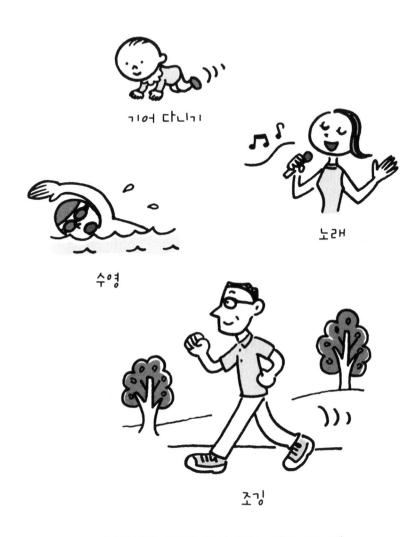

기어 다니기

노래

수영

조깅

〈세로토닌 신경을 활성화하는 리듬 운동들〉

집중하지 않으면 효과가 없다

●

앞서 설명했던 걷기와 마찬가지로 세로토닌 신경을 활성화할 목적으로 리듬 운동을 할 때는 그 운동에 집중해야 한다. 왜 이 점을 자꾸 강조하는지 그 이유를 설명하겠다.

내 연구실에서 실시한 실험에서 흥미로운 결과가 나왔다. 피실험자들을 두 개의 그룹으로 나누어 계단을 오르내리는 부하 실험을 했다. 한 쪽은 자신의 동작에 집중하게 하고 다른 한 쪽은 옆 사람과 대화를 나누면서 자유롭게 하게 했다.

그 결과 두 그룹은 같은 운동을 같은 양씩 했는데도 세로토닌 신경의 활성화 수준에서는 명확한 차이가 났다. 운동에만 집중했던 그룹은 세로토닌 신경의 활성화 수준이 높았고 이에 비해 대화를 해가면서 자유롭게 운동했던 그룹은 세로토닌 신경의 활성화 수준이 매우 낮았다.

운동의 종류나 양이 같아도 동작에 열중하느냐의 여부에 따라 세로토닌 신경의 활성화에 큰 차이가 나는 것이다. 주변 경치에 시선을 주거나 무언가를 골똘히 생각해가며 걸어서는 효과가 없다는 뜻이다. 오직 걷는 것에 집중하지 않으면 세로토닌 신경을 활성화하는 효과가 적다. 다른 사람과 함께 걷더라도 대화 없이 각자 자신의 걸음에 의식을 모아야 한다.

뒤에서 또 언급하겠지만 리듬 운동뿐 아니라 지금 자신이 하고 있는 것에 집중하는 것은 세로토닌 신경을 활성화하는데 매우 중요한 조건이다.

운동에 익숙해지면 운동 강도를 높인다

●

내 연구실에서 이런 실험을 했다. 학생과 경륜선수에게 실내자전거를 타게 했다. 자전거 타기도 리듬 운동의 하나이다. 매일 자전거 타는 것을 연습하는 경륜 선수라면 그만큼 신속하게 세로토닌 신경이 활성화될 것이다. 그러나 예상은 빗나갔다. 자전거 타기를 마친 후 세로토닌의 분비량을 측정했더니 학생은 세로토닌의 양이 늘었지만 경륜 선수는 그렇지 않았다.

원인은 학생과 경륜선수에게 똑같은 부하를 적용했던 데 있었다. 매일 자전거를 타는 경륜 선수는 다리 근육이 강하기 때문에 이번 실험에서 주어진 정도의 부하는 전혀 부담이 되지 않았다. 반면 상대 학생은 아주 열심히 페달을 밟아야 했다.

그 결과 운동에 의한 에너지 대사량은 같지만 세로토닌 신경의 활성화에는 전혀 다른 효과가 나타났다. 경륜 선수에게는 처음부터 학생에 비해 2~3배 정도 되는 부하를 주었어야 했다. 그래서 이번에는 그들이 평소에 훈련하는 수준까지 부하를 올려 실험했더니 세로토닌 분비량이 증가했다.

이런 결과는 일반 사람들에게도 마찬가지로 적용된다. 운동에 집중하지 않으면 세로토닌 신경의 활성 효과가 떨어지기 때문에 어느 정도 운동 강도가 필요하다. 예를 들어 워킹을 막 시작했을 무렵이라면 조금 빨리 걸어야 걷는데 집중할 수 있다. 매일 그렇게 하다보면 다리 근육이 강해질 것이고 그 정도 속도로는 여유가 생기게 된다. 그러면 걷는 동안 주위도 둘러보고 자꾸 딴 생각이 나게 된다.

걷는 것에 익숙해지고 걸음걸이도 빨라졌으면 다른 것에 신경 쓰이지 않을 만큼 조금씩 속도를 높여간다. 그러다 또 여유가 생기면 이번엔 빠르게 걷는 워킹에서 가볍게 달리는 조깅으로 옮겨간다. 세로토닌 신경의 활성화를 위해 운동에 집중할 수 있도록 운동 강도를 조절해 조금씩 높여가면 된다.

씹는 것도 리듬 운동이다

●

세로토닌 신경을 활성화할 수 있는 간편한 리듬 운동이 있다. 씹는 것이다. 먹을 때 꼭꼭 잘 씹어야 하는 이유가 소화 촉진 때문만은 아니었다. 열심히 씹으면 세로토닌 신경이 활성화된다. 따라서 아침밥을 먹을 때도 씹는 것을 의식해가며 열심히 씹어야 한다. 그렇게만 해도 세로토닌 신경이 활성화된다.

아침 식사의 중요성이 알려지면서 요즘엔 아침 식사를 챙겨 먹는 사람들이 많다. 그만큼 건강에 좋겠지만 아침에는 도저히 입맛이 나지 않는 사람도 있다. 나도 밥 대신 집에서 만든 채소 주스를 마신다. 나처럼 아침 식사를 음료로 대신하는 사람도 많을 것이다. 그런데 이런 사람들은 한 가지 주의해야 할 것이 있다. 밥은 챙겨 먹지 않아도 '씹기'를 걸러서는 안 되는 점이다. 채소 주스는 씹을 것이 없지만 나는 침이 나올 때까지 그냥 몇 분 동안 씹는다. 이렇게 씹는 것은 기공법에도 나온다.

씹히는 것도 없는데 그냥 씹고만 있는 것이 어렵다면 껌을 5분 정도 씹는 것도 좋다. 아침 식사를 하지 않는 사람은 아침에 200회쯤 껌을 씹으면 입부터 상쾌하게 잠을 깰 것이다. 출근할 때 지하철 안에서 질긴 껌으로 '씹기 운동'을 하는 것도 세로토닌 신경을 활성화하는 간편한 방법이다.

바쁘더라도 일단 아침밥을 먹으면 대충 씹어 넘기지 말고 의식해서 꼭꼭 잘 씹어야 한다. 건강에 좋다고 하는 현미는 백미에 비해 딱딱해서 잘 씹어야 먹을 수 있기 때문에 영양뿐만 아니라 세로토닌 신경의 활성화에도 좋다.

씹는 것과 관련해 한 가지 덧붙일 것이 있다. 요즘 아이들이나 젊은이들은 턱이 왜소한 편이다. 얼굴도 자그마해서 겉보기는 좋지만 턱이 작아서 치아를 모두 수용할 수 없는 경우가 많다. 치아 교정을 하는 사람이 늘어난 것은 치아 건강에 대한 의식 수준이 높아진 탓도 있겠지만 더 큰 원인은 아이들의 턱이 제대로 발달하지 않은데 있다.

사소한 일에 쉽게 화를 내고 공격적이거나 문제 행동을 일으키는 아이들은 씹는 힘(저작력)이 매우 약하다고 한다. 세로토닌 신경이 약하면 항중력근에 대한 자극이 부족해져서 씹는 힘도 약해진다. 바꿔 말하면 음식을 먹을 때 잘 씹지 못하는 것은 세로토닌 신경이 약해졌다는 신호이다.

03

매일 아침
30분간
세로토닌 신경을
활성화한다

평소보다 1시간 일찍 일어난다

●

아침형 생활이 세로토닌 신경의 활성화에 효과적이지만 사실 아침 일찍 일어나는 것이 말만큼 쉬운 것은 아니다. 아침밥은커녕 집을 나서기 직전까지 잠자리를 지키는 사람들에게는 더 말할 것도 없다. 아침밥을 챙겨 먹더라도 그 시간 외에 무언가 다른 일을 할 수 있을 만큼 여유를 갖기란 여간 힘든 일이 아니다. 그러나 어렵더라도 조금만 애써 지금보다 좀 더 일찍 일어나는 습관을 들이자. 그 아침 시간에 세로토닌 신경을 활성화하면 생활이 달라지고 더 크게는 삶이 바뀐다.

정확하게 몇 시에 일어나야 되는 기준은 없지만 워밍업 정도라면 30분이면 된다. 그 30분을 효과적으로 이용하고 여유 있게 출근 준비를 하려면 1시간 정도는 일찍 일어나는 것이 좋다. 7시에 겨우 일어나던 사람이 6시에 일어나는 것은 결코 쉬운 일이 아니다. 그러나 그 1시간으로 내 하루가 달라진다면 노력해 볼 가치가 있다.

매일 아침 워킹이나 조깅을 하는 사람들을 보면 대개 5, 6시경이면 일어나고 운동 후에는 아침밥도 꼭 챙겨 먹고 출근한다. 이처럼 하루를 활기차게 시작하기 때문에 아침 일찍부터 업무에도 열중할 수 있는 것이다.

아침 운동이 좋다고 해서 1시간씩이나 걸을 필요는 없다. 오히려 아침부터 너무 심하게 운동을 하면 오후까지 피로가 남는다. 지칠 만큼 하는 운동은 세로토닌 신경의 활성화에 도움이 되지 않는다. 목적은 어디까지나 세로토닌 신경을 활성화해서 기분을 상쾌하게 만드는 것이다. 따라서 30분 정도면 된다. 그 정도 운동을 하면 몸이 가뿐해지면서 기분이 활짝 개는 느낌이 들 것이다. 세로토닌 신경이 활성화될 때 느끼는 자각 증세가 바로 이 상쾌함이다.

세로토닌 신경을 활성화하는데 필요한 시간은 5분 이상이면 된다. 오늘은 너무 바빠서 5분이나 10분밖에 못하겠다면 그래도 괜찮다. 그렇게만 해도 기분이 상쾌해진다.

중요한 것은 운동 시간이 아니라 아침 운동을 습관처럼 매일같이 해야 하는 것이다. 어쩌다 운동을 거른 날은 왠지 기분이 좋지 않을 정도가 되어야 한다. 실제로도 기업에서 뛰어난 업무 능력으로 평가 받는 사람들 중에는 오랫동안 그런 생활습관을 지켜온 사람이 많다.

피곤하지 않을 정도로 운동에 집중한다

●

가볍게 달리기, 즉 조깅은 '아침 햇빛'과 '리듬 운동'의 효과를 동시에 얻는 효율적인 운동이다. 아침에 1시간 일찍 일어났으면 10~20분 정도는 조깅을 한다.

요즘은 헬스클럽 등의 실내에서 운동을 하는 사람이 많다. 리듬 운동의 관점에서 보자면 꼭 밖에 나가 걷거나 뛸 필요는 없다. 러닝머신이나 실내자전거를 타도 세로토닌 신경의 활성화에는 효과가 있다.

다만 한 가지 문제가 있다. 요즘 헬스클럽에는 러닝머신이나 실내자전거 앞에 TV를 놓아두는 곳이 많다. 그래서 몸은 열심히 움직이는데 시선은 온통 TV에 가 있다. 물론 TV를 보면서 뛴다고 에너지 소비량이 달라지는 것은 아니다. 그러나 세로토닌 신경의 활성화 효과는 확실히 줄어든다. TV에 신경을 쓰느라 걷거나 뛰는 것에 집중하지 못하기 때문이다. 체중 감량이 목적이라면 그런 방법으로도 신체적인 효과는 거둘 수 있지만 정신적인 효과까지 기대할 수는 없다. 실내에서 운동을 할 때는 이점에 꼭 주의해야 한다.

이런 점에서 보면 매일 아침 1시간씩 걷는다고 꼭 세로토닌 신경이 활성화되는 것은 아닌 셈이다. 아침 햇빛을 받으면서 열심히 걸으면 괜찮지만 주변 경치에 눈길을 주거나 함께 걷는 사람과 대화를 하면서 천천히 걸으면 세로토닌 신경의 활성화에는 큰 효과가 없다.

운동의 목적이 세로토닌 신경을 활성화하고 이를 통해 대뇌·자율신경계·항중력근의 기능을 향상하는데 있다면 다른 것에 한 눈 팔지 말고 자신이 걷거나 뛰는 것에 집중해야 한다. 집중하라고 해서 지나치게 열심히 하라는 뜻은 아니다. 너무 피곤해서 낮에 하는 업무활동에 지장이 생기지 않도록 운동 속도나 양을 조절하도록 한다.

식사에 과민할 필요는 없다

●

아침 식사는 신체적 정신적 건강을 위해서도 필요하지만 씹는 기회도 된다. 아침 일찍 일어난 김에 아침밥도 꼭 챙겨 먹도록 한다.

아침에는 세로토닌의 재료인 트립토판이 들어있는 식품을 먹는 것이 좋다. 바나나, 콩류와 생청국장 등의 콩 제품, 치즈 등의 유제품, 가다랑어포 등에는 트립토판이 풍부하다. 아침에 밥을 먹을 때는 생청국장과 된장국을 먹고, 빵을 먹을 때는 우유나 치즈 같은 유제품에 바나나를 곁들여 먹으면 된다.

트립토판은 여러 가지 식품에 들어있기 때문에 너무 골라 먹지 않아도 된다. 일반적인 식사를 했을 때 트립토판이 결핍돼 세로토닌이 형성되지 못하는 일은 없다. 또 트립토판은 채소에도 함유돼 있으므로 채식주의자라고 걱정할 필요는 없다. 녹즙 재료로 많이 쓰는 케일에는 트립토판뿐만 아니라 멜라토닌도 들어있어 더욱 좋다. 나는 마침 집 근처에 케일을 재배하는 농가가 있어 아침에 딴 신선한 케일을 갈아 매일 아침 마시고 있다.

문제는 다이어트를 위해 과도하게 식사를 제한하고 대신 건강기능식품 등에 의존하는 경우이다. 영양이 균형을 이룬 식사를 한다면 굳이 트립토판이 들어있는지 따질 필요가 없다. 다만 육식을 즐기는 사람은 한 가지 주의할 것이 있다. 동물성 단백질은 세로토닌의 합성을 방해하기 때문에 고기를 먹을 때는 채소나 바나나 같이 트립토판이 많은 식품을 함께 먹는 것이 좋다.

세로토닌의 재료라고 해서 트립토판을 건강기능식품으로 섭취하는 것은 좋지 않다. 음식으로 섭취하면 양이 좀 많더라도 몸 밖으로

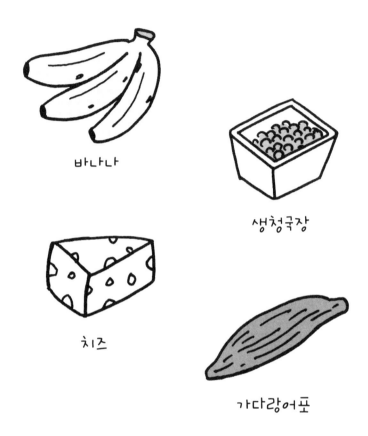

바나나

생청국장

치즈

가다랑어포

〈트립토판이 풍부한 식품들〉

배설되기 때문에 크게 위험하지 않다. 그러나 트립토판 제제 등을 과잉 복용하는 경우에는 발열이나 경련 같은 부작용이 일어날 수 있다.

트립토판을 섭취하는 것에 과민할 것이 아니라 잘 씹어서 먹는 것에 좀 더 신경을 써야 한다. 씹는 것은 힘들이지 않아도 자연스럽게 이루어지는 일상의 리듬 운동이다. 잘 씹기만 해도 세로토닌 신경이 활성화되므로 소홀하지 않도록 한다.

적어도 석 달간은 계속한다

●

세로토닌 신경을 활성화하는 방법 중에서 내게 맞는 것을 찾았으면 그것을 습관처럼 매일 해야 한다. 그래야만 세로토닌 신경의 활성 상태가 유지될 수 있다. 앞서 말했듯이 세로토닌 신경은 자기 억제 회로에 의해 늘 안정된 상태가 되도록 조절되고 있다. 세로토닌 자기수용체가 많으면 세로토닌 신경이 기능하지 못하는 것도 그 때문이다.

세로토닌 신경을 활성화하는 것은 자기 억제 회로로 하여금 세로토닌 자기수용체의 수를 줄이도록 하는 것이다. 세로토닌 자기수용체를 만드는 유전자의 발현을 조절하는 메커니즘을 알면 그 유전자의 발현을 억제하여 세로토닌 신경을 활성화할 수 있다.

그런데 이 세로토닌 자기수용체의 경우는 지속적으로 자극을 받으면 유전자의 발현이 억제(OFF)되고 자극이 적거나 없으면 유전자가 발현(ON)되어 자기수용체의 수가 늘어난다. 따라서 세로토닌 자기수용체를 지속적으로 자극해서 그 수를 적은 상태로 유지시키면 세로토닌 신경이 활성화될 수 있다. 간단히 말하면 세로토닌 신경의 작용 구조를 아예 그렇게 바꾸는 것이다.

유전자의 이 ON/OFF 스위치를 바꾸려면 약 100일이 필요하다. 적어도 약 석 달간은 지속해서 세로토닌 자기수용체를 자극해야 된다는 말이다. 그렇게 하면 자기수용체의 수가 감소하여 깨어있는 동안에는 세로토닌 신경이 활성화되게 된다.

세로토닌 신경의 활성화 수준은 세로토닌 자기수용체의 수에 의해 결정된다. 따라서 세로토닌 자기수용체의 수가 일단 감소됐으면 더 이상 증가하지 않고 그 상태로 안정되도록 해야 한다. 그러려면 석 달간은 꾸준히 세로토닌 신경을 활성화해야 한다. 리듬 운동이나 세로토닌 신경을 활성화하는 호흡(세로토닌 호흡)을 매일 하라는 이유도 이 때문이다. 그렇게 하면 세로토닌 자기수용체를 만드는 유전자의 ON/OFF 스위치가 바뀌어 세로토닌 신경의 활성 상태가 안정적으로 유지될 수 있다.

밤낮이 바뀐 생활을 조심하라

●

직업에 따라서는 도저히 아침형 생활이 불가능한 경우도 있다. 특히 서비스업에 종사하는 사람들은 늦은 오후나 저녁 무렵에 일을 시작해 새벽이 되어야 일을 마칠 때가 많다. 그에 맞춰 모든 활동 시간대가 이동하게 된다. 만약 오후 4시부터 일을 시작하고 직장까지 1시간이 걸린다면 오후 3시 전에 집을 나와야 한다. 출근 준비에 1시간이 필요하다면 적어도 오후 2시에는 일어나야 한다.

매일 이렇게 생활하면 그 주기에 적응이 되어 오후형 생체리듬이 형성되므로 딱히 이렇다 할 문제는 없다. 생체리듬이 오후형이 되면 자율신경의 기능이나 뇌의 활동 수준도 모두 오후에서 밤에 걸쳐 활발해진다.

아침형 생활이 인간의 생체리듬에 맞기 때문에 오후형 생활보다 더 바람직한 것은 분명하지만 그렇더라도 오후형 생활주기에 이미 적응됐다면 업무 효율이나 건강 면에서 크게 문제 될 것은 없다.

다만 저녁 6시 이후부터 밤늦게나 새벽까지 일을 하려면 낮에 잠을 자야 하기 때문에 햇빛을 받는 기회가 부족하게 된다. 여기에 신체 활동까지 적으면 세로토닌 신경은 더욱 약해질 수밖에 없다. 그래서 밤낮이 바뀐 생활을 하는 사람들은 특히 더 의식적으로 세로토닌 신경을 활성화해야 한다.

몸이 주간 근무에 적응했을 때 갑자기 야간 근무를 하게 되거나 낮과 밤으로 번갈아 일해야 하는 교대근무를 하는 경우에도 생체리듬이 원활하게 조절되지 못해 재적응하는데 시간이 걸린다. 이런 생활 패턴이 오래 지속되면 면역력이 떨어지고 노화가 진행되는 등 여러 가지 문제가 일어날 수 있다.

인간은 오랜 세월 동안 뇌와 몸이 모두 낮에 활동하는데 적합하도록 발달되어 왔다. 따라서 되도록 아침 일찍 일어나 낮에 활동하는 것이 인간의 생체리듬에 맞다. 그러나 불가피하게 오후부터 밤에 걸쳐 일을 해야 하는 상황이라면 햇빛을 받거나 신체 활동을 하는 시간을 따로 마련해야 한다. 길어도 30분 정도이므로 밝을 때 잠시 밖에 나가 몸을 움직이는 등 여러 가지 방법을 궁리하도록 한다. 이처럼 세로토닌 신경을 활성화하는 것을 생활의 일부로 삼는다면 생활 주기는 별다른 영향을 미치는 않을 것이다.

Chapter
3

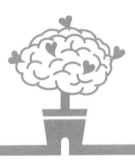

활기찬 내일을 위한

세로토닌

활성 수면법

01

어제보다
더 활기찬
오늘을 보낸다

항상 세로토닌 신경의 활성화를
의식한다

●

아침에 세로토닌 신경을 활성화하는 것은 활기찬 하루를 보내기 위한 중요한 준비 과정이다. 그러나 그것만으로는 충분하지가 않다. 낮에 밖에 나가 어느 정도의 거리를 걷거나 업무 틈틈이 리듬 운동을 할 수 있으면 좋겠지만 사정이 여의치 않을 때가 많다. 이처럼 낮에 신체 활동을 거의 하지 않고 지내면 세로토닌 신경은 점점 약해진다.

밭을 일구거나 고기잡이를 하는 사람들처럼 밖에서 몸을 움직여 일하거나 회사에 근무하더라도 밖에 나가 다니는 시간이 많으면 그나마 괜찮다. 일 틈틈이 햇빛을 쬐고 몸을 움직여 리듬 있는 운동도

할 수 있으니 세로토닌 신경의 활성화가 가능하다. 하지만 온종일 책상 앞에 앉아 컴퓨터만 마주하고 있으면 세로토닌 신경의 기능은 자꾸 떨어지기만 한다.

책상 앞에 앉아 오랜 시간 같은 자세로 일을 하면 호흡이 얕아져서 숨을 멈추는 일이 잦아진다. 그렇다고 일 사이에 무언가를 먹거나 몸을 크게 움직이지도 않기 때문에 리듬 운동도 하지 않게 된다. 게다가 사무실의 인공조명은 아무리 밝아도 세로토닌 신경을 활성화하는데 필요한 햇빛의 밝기에는 턱없이 모자란다. 여기에 스트레스까지 받는다. 스트레스는 세로토닌 신경에 나쁜 영향을 미친다.

현대 사회에 많은 직업 유형인 책상 앞에 앉아서 하는 일이나 학습은 세로토닌 신경을 활성화하는데 크게 불리하다. 현대인들은 제 스스로 세로토닌 신경을 약화시키는 생활을 하고 있는 셈이다.

2시간에 1번씩 리듬 운동을 한다

●

직업의 종류나 성격상 신체 활동이 매우 적은 경우에는 아침에 아무리 애써 세로토닌 신경의 활성도를 높여 두었더라도 업무 시간 동안에 서서히 떨어지게 된다. 잠시 짬을 내서 밖에 나가 몸을 움직일 수 있는 기회도 없이 계속 자리를 지키고 있으면 세로토닌 분비량은 자연히 떨어지기 마련이다.

따라서 낮 동안에 세로토닌 신경을 다시 활성화해야 한다. 일종의 재정비인 셈이다. 이것은 직장에 다니는 어른들뿐만 아니라 학교에 다니는 아이들에게도 해당한다. 쉬는 시간 5~10분으로는 세로토닌 신경을 충분히 활성화할 수 없다. 대신 점심시간에 운동장에 나가 뛰어놀거나 체조를 하면 분비량이 감소됐던 세로토닌 신경이 다시 활성화된다. 그 결과로 몸에 나타나는 변화를 경험하게 되면 자연스럽게 매일 그런 활동을 통해 세로토닌 신경의 활성화를 재정비하게 된다.

어른들의 경우는 사정이 좀 더 심각하다. 그나마 가끔씩이라도 밖에 나가 몸을 움직일 수 있으면 좋겠지만 마음뿐일 때가 더 많다. 계속 앉아서 일만 하면 세로토닌 분비량은 자연히 감소하여 길어봤자 2시간 정도만 지나면 거의 바닥으로 떨어진다. 따라서 낮에는 2시간에 1번꼴로 리듬 운동이나 세로토닌 호흡을 해야 한다. 그렇게 하지 않으면 세로토닌 분비량이 계속 감소돼 활동력이나 업무 효율이 떨어지게 된다.

만약 아침 9시부터 일을 시작한다면 점심시간인 12시 전후로 1번 세로토닌 신경을 활성화하는 것이 좋다. 그것이 어려우면 무언가 다른 방법을 찾아야 한다. 점심밥을 꼭꼭 잘 씹어 먹는 것도 세로토닌 신경을 활성화하는데 효과가 있지만 그것만으로는 충분하지 않기 때문에 식사 후에는 5~10분 정도 걷도록 한다. 앞에서도 말했지만 그저 어슬렁거리며 돌아다니는 수준으로는 세로토닌 신경은 활성화되지 않는다. 짧은 시간이라도 걷는 것에 열중해서 걸으면 그것만으로도 오후의 업무 효율이 크게 오른다.

점심 식사 후 2시간 정도 지나면 세로토닌 신경이 또 약해진다. 따라서 오후 3시 무렵에 5~10분 정도라도 괜찮으니 리듬 운동이나 세로토닌 호흡을 해서 다시 한 번 세로토닌 신경을 활성화해야 한다.

퇴근 시간을 활용한다

●

퇴근 시간이 되면 온종일 일에 지친 몸으로 저녁을 맞이하게 되지만 그렇다고 그저 쉬기만 해서는 피로가 풀리지 않는다. 그래서 퇴근길에 헬스클럽에 들러 잠시 뛰거나 수영 또는 요가를 하는 사람들이 많다.

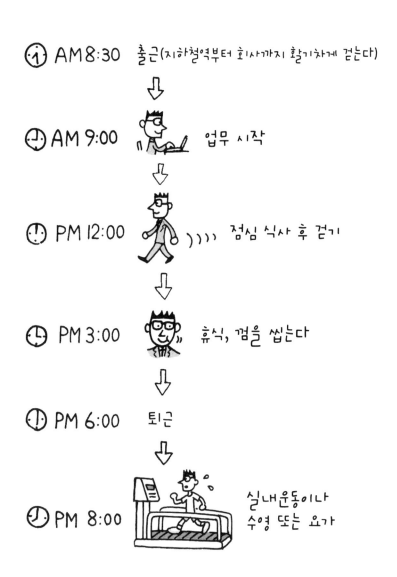

AM 8:30　출근(지하철역부터 회사까지 활기차게 걷는다)

AM 9:00　업무 시작

PM 12:00　점심 식사 후 걷기

PM 3:00　휴식, 껌을 씹는다

PM 6:00　퇴근

PM 8:00　실내운동이나 수영 또는 요가

〈세로토닌을 활성화하는 하루 일과〉

리듬 운동을 포함해 몸을 움직이는 것은 피로를 푸는데 매우 효과적이다. 수영이나 워킹, 조깅, 에어로빅 같은 리듬 운동이나 요가에서 하는 호흡은 모두 세로토닌 신경의 활성화를 돕는다. 다만 피로가 남지 않도록 운동 시간은 30분~1시간 정도가 적당하다.

노래를 부르는 것도 세로토닌 신경을 활성화하는 호흡, 즉 세로토닌 호흡법이다. 노래방에 가더라도 다른 사람의 노래를 듣기만 해서는 소용이 없다. 세로토닌 신경의 활성화를 위해서는 열창을 마다하지 말아야 한다.

저녁부터 밤에 걸쳐 리듬 운동이나 세로토닌 호흡을 하면 저녁에 약해진 세로토닌 신경이 다시 활성화되어 원기가 회복된다. 그러나 이때 얻는 더 중요한 효과는 분비된 세로토닌이 멜라토닌으로 전환되는 것이다. 다시 말해 저녁에 세로토닌 신경을 활성화하는 것은 활동력 증가보다는 멜라토닌 분비를 촉진하는데 더 큰 목적이 있다.

질 좋은 수면을 위해서는 멜라토닌이 필요하다. 그 이유는 뒤에서 자세히 설명하겠지만 푹 자고 나야 다음 날 피로가 남지 않는 것은 누구나 다 안다. 이를 핑계 삼아 잠자리에 들기 전에 술을 마시기도 하는데 자칫 과음이라도 하게 되면 멜라토닌이 감소하기 때문에 오히려 역효과다. 음주보다는 몸을 움직이는 편이 훨씬 더 건강에 유익하고 숙면에도 효과도 좋다.

02

질 좋은
수면이란

과음은 수면의 질을 떨어뜨린다

●

숙면에 도움이 될까 하여 잠자리에 들기 전에 가볍게 술 한 잔을 마실 때가 있다. 그 한 잔이 자칫 과음으로 이어져 이튿날 머리가 아프고 속이 거북할 정도가 되면 역효과다. 그쯤 되면 깊은 잠은커녕 밤새 알코올이 수면을 방해한다.

알코올이 직접 세로토닌이나 멜라토닌에 작용하는 것은 아니지만 과음하면 수면 중간에 자꾸 잠이 깨는 '수면 중 각성'이 일어나 깊은 잠을 이룰 수가 없다. 그러니 다음 날 아침에는 당연히 몸이 무겁고 기분이 상쾌하지 못하다.

수면 중 각성은 렘수면(얕은 수면)과 비렘수면(깊은 수면)의 리듬을 깨서 결국 멜라토닌의 정상적인 분비를 방해한다. 멜라토닌은 노화를 막고 면역 체계를 증강하는 기능도 하는데, 만약 잠을 푹 자지 못하면 멜라토닌이 제 기능을 못하게 되고 다음 날이면 세로토닌 신경도 충분히 활성화되지 못한다.

매일같이 과음을 일삼고 이튿날 늘 숙취로 고생하는 정도라면 알코올 의존증에 가깝다. 그런 상태가 이어지면 그 악영향은 단순히 세로토닌 신경에만 미치는 것이 아니다. 간에 손상이 오고 우울증도 생겨 결국 몸과 마음에 큰 타격을 입게 된다.

또한 알코올은 대뇌, 특히 전전두엽의 기능을 억제한다. 그 때문에 판단력이 흐려지고 자제력이 떨어진다. 적당한 양의 알코올은 대뇌 기능을 적절하게 억제하여 긴장을 해소하는 효과가 있지만 과음하면 판단이나 사고에 장애가 일어나고 결국 뇌 전체의 기능이 떨어지게 된다.

술에 취한 상태에서 격한 감정에 휘둘려 다른 사람에게 폭언을 하거나 싸움을 벌이고 나중에 두고두고 후회하는 사람이 많다. 알코올로 인해 뇌의 전전두엽을 정상적으로 제어할 수 없었기 때문이다.

적당한 음주량의 기준으로 보통 맥주 큰 병 하나 정도를 들지만 이것은 표준적인 양에 불과하다. 알코올에 대한 영향은 사람마다 다르게 나타나기 때문에 스스로의 판단에 맡길 수밖에 없다. 그러나 분명한 것은 아무리 술에 강해도 과음하면 안 된다는 사실이다.

낮을 다스리는 세로토닌,
밤을 다스리는 멜라토닌

●

세로토닌 신경의 활성화로 나타나는 효과는 주로 낮에 하는 활동에 영향을 준다. 세로토닌이 낮에 많이 분비되는 이유도 이 때문이다. 세로토닌 신경이 활성화되면 아침에 일어났을 때 몸과 뇌가 신속하게 활기를 되찾아 힘찬 하루를 보낼 수 있다.

하루를 활기차게 보낼 수 있는 건강의 근원은 질 좋은 수면에 있다. 아침 일찍 일어나 햇빛을 받으며 리듬 운동으로 몸을 움직여 세로토닌 신경을 활성화하는 것으로 하루를 시작하도록 한다. 경험으로 알듯이 낮에 활발하게 일하고 나면 밤에 잠도 잘 온다. 다시 말해 세로토닌 신경을 활성화하는 습관은 숙면에 크게 도움이 된다.

주간의 활동을 제어하는 것은 세로토닌이고 밤의 수면을 제어하는 것은 멜라토닌이다. 뇌의 송과체(좌우 대뇌 반구 사이 셋째 뇌실의 뒷부분에 있는 솔방울 모양의 내분비 기관)에서 만들어진 멜라토닌이 혈액으로 방출되면 뇌의 온도를 낮춰 수면을 유발한다. 해가 뜨면 세로토닌이 생성되고 해가 지면 멜라토닌이 생성된다. 해가 진 후에도 세로토닌 신경은 어느 정도 활동하지만 이때는 멜라토닌이 본격적으로 생성되어 몸 전체로 분비된다.

세로토닌은 신경전달물질이고 멜라토닌은 호르몬이다. 호르몬은 뇌에서 만들어져 혈액으로 방출된다. 혈액으로 방출된 물질은 혈액이 순환하는 장기나 기관에 이르면 그곳에서 수용체와 결합하여 작용한다. 반면 세로토닌은 호르몬과 마찬가지로 뇌에서 생성되지만 방출되는 곳은 혈액이 아니라 시냅스 틈이다. 다시 말해 세로토닌은 신경전달물질로서 신경과 신경의 접속 부위로 방출되어 뇌에서 작용한다. 이 차이를 정확하게 알아두어야 한다.

수면을 유발하는 멜라토닌

●

멜라토닌은 세로토닌에서 만들어진다. 세로토닌은 필수 아미노산인 트립토판에서 만들어진다. 정리하자면 트립토판 → 세로토닌 → 멜라토닌이 되는 것이다. 따라서 세로토닌과 멜라토닌의 생성에 필수적인 조건은 트립토판이 들어있는 식품을 섭취하는 것이 된다.

그 조건이 만족되면 낮에는 세로토닌이 생성되고 저녁에는 그 세로토닌이 송과선에서 멜라토닌으로 합성된다. 따라서 멜라토닌이 충분히 분비되려면 저녁 무렵까지 충분한 양의 세로토닌이 생성되어야 한다. 낮에 햇빛을 받으면서 몸을 활발히 움직여 세로토닌의 분비를 촉진해야만 세로토닌이 축적되어 멜라토닌이 만들어지는 것이다.

세로토닌에서 멜라토닌이 합성되려면 우리 눈의 망막을 통해 들어오는 빛의 신호가 사라져야 한다. 그러면 세로토닌에서 멜라토닌을 만들라는 명령이 내려진다. 멜라토닌의 분비 조건은 '어둠'인 셈이다.

밤늦게까지 깨어 계속 빛에 노출되는 상태에서는 멜라토닌이 합성되기 어렵다. 그러나 캄캄하지 않으면 잠을 이루지 못하는 사람이 있는가 하면 밝아도 잠을 잘 자는 사람이 있듯이 멜라토닌에 대한 감수성은 개인차가 있다. 따라서 빛을 어느 정도 차단해야 멜라토닌이 분비되는지는 사람마다 다르다.

낮에 세로토닌이 충분히 만들어진 상태에서 밤에 눈을 감으면 신경 회로가 작동하여 멜라토닌의 분비를 촉진한다. '생체 시계'라고 부르는 뇌의 부위에 '빛이 차단되었다'는 정보가 유입되면 '생체 시계'가 수면 쪽으로 이행하여 그 정보가 송과체로 전해진다. 송과체에서 효소가 활성화되면 멜라토닌이 합성되어 혈액으로 방출된다. 멜라토닌은 여러 가지 생리적 역할을 하는데, 그 중 하나가 뇌의 수면 중추로 가서 수면을 유발하는 것이다.

여기서 한 가지 확인해 둘 것이 있다. 트립토판이 직접 멜라토닌이

아침에는 트립토판이
풍부한 식품을 먹는다.

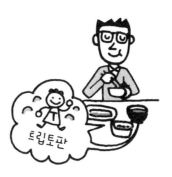

트립토판

낮에는 햇빛을 받으면서
리듬 운동을 해서
세로토닌 신경을 활성화한다.

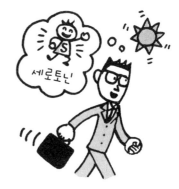

세로토닌

밤에는
멜라토닌이 분비되어
푹 잠든다.

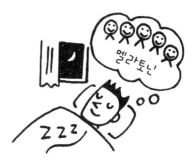

멜라토닌

되는 것은 아니라는 점이다. 세로토닌이 부족하지 않아야 멜라토닌이 제대로 만들어진다. 그러므로 낮에 신체 활동을 활발히 해서 세로토닌 신경을 활성화하면 저녁 무렵에 멜라토닌이 충분히 분비되어 밤에 잠이 잘 오게 된다.

수면과 체온의 관계

●

하루 동안에 일어나는 체온의 변화를 살펴보자. 체온은 잠들기 전에 올랐다가 잠이 들면 떨어진다. 그 후에 체온은 더 떨어지고 동시에 잠은 더 깊어진다. 이런 현상은 체온을 조절하는 중추와 잠을 자게 하는 중추가 서로 가까이 연결되어 있어서 생긴다. 체온이 떨어지면서 잠이 오게 되는데 이 때 뇌의 온도가 체온보다 조금 앞서 떨어진다.

인간을 포함한 포유류는 항온동물이라서 바깥 기온에 관계없이 체온은 거의 36.5℃로 일정하게 유지된다. 그러나 낮 동안의 활동 시간대에서 수면 시간대로 이행할 때는 체온이 떨어진다. 떨어진다고 해도 0.5℃ 정도이다. 잠이 들면 체온이 떨어지기 시작해 새벽까지 계속 떨어지다가 다시 활동하기 시작하면 올라간다. 예를 들어 잠들기 전에 36.5℃이었던 체온은 잠이 들면 서서히 떨어져 36℃가 되고 잠에서 깨면 다시 서서히 높아져 오전 중에는 37℃정도까지 올라간다.

따라서 낮에 활발하게 활동하면 체온도 정상적으로 오르고 밤에 푹 자면 체온도 정상적으로 낮아지는 체온의 리듬이 생긴다. 이런 체온의 변화는 거의 36.5℃를 중심으로 일어난다. 만약 체온의 리듬이 불규칙하면 낮에는 활동 수준이 떨어지고 밤에는 잠이 얕아진다.

저체온으로 여러 가지 불쾌 증상을 겪는 사람들은 단지 체온만 낮은 것이 아니라 체온의 리듬도 불규칙한 경우가 많다. 여기에는 다양한 원인이 있겠지만 세로토닌과 멜라토닌의 기능이 원활하지 못한 것도 하나의 원인이다. 이럴 때는 오전 중에 세로토닌 신경을 활성화해서 체온의 리듬을 규칙적으로 만들어야 한다.

면역력을 높이는 숙면의 효과

●

멜라토닌은 수면 조절 외에도 여러 가지 생리적 역할을 한다. 면역 체계를 증강하고 이를 통해 노화를 막으며 심혈관계를 보호하고 성장호르몬의 생성을 자극한다.

멜라토닌의 노화 방지 효과가 알려지면서 미국에서는 멜라토닌이 건강기능식품으로 판매되고 있다. 그러나 부작용을 감수하면서까지 멜라토닌 제제를 복용할 필요는 없다. 낮에 세로토닌 신경을 활성화 하면 멜라토닌의 분비를 촉진할 수 있다. 세로토닌 신경이 활성화되면 멜라토닌의 기능이 활발해지므로 숙면을 취할 수 있고 면역력도 높아져 노화도 막을 수 있다.

멜라토닌이 면역력을 높이는 것은 자율신경이 관여하기 때문이다. 낮에는 교감신경이 우세하게 작용하기 때문에 활발하게 활동할 수 있지만 이런 흥분 상태가 지속되면 몸도 마음도 쉬지 못한다. 니가타 대학의 아보 도오루(安保 徹) 교수에 따르면 면역력은 백혈구 중 림프구의 작용에 의존하는데 부교감신경이 우세하면 림프구가 늘어나므로 면역력이 높아진다고 한다.

자율신경 중 부교감신경이 우세해지려면 몸과 마음이 편해야 한다. 신체적 정신적 긴장이 풀린 가장 편안한 상태는 바로 잠을 잘 때다. 이때 부교감신경이 우세해진다. 다시 말해 멜라토닌이 충분히 분비되어 기분 좋게 잠이 들고 중간에 깨는 일 없이 깊은 잠을 이루는 것은 면역력 강화에 매우 중요한 조건이 된다.

자는 동안에는 부교감신경이 우세하게 작용하여 몸과 뇌가 모두 휴식을 취한다. 그러다가 아침에 잠이 깨면 세로토닌 신경이 활동하여 뇌 전체로 세로토닌이 분비되기 시작한다. 자율신경의 작용이 부교감신경에서 교감신경으로 바뀌는 것이다. 그렇다고 세로토닌 신경이 우리 몸을 비정상적인 흥분 상태로 몰아가는 것은 아니다.

각성을 촉진하는 신경전달물질에 노르아드레날린이 있다. 이 물질은 생명을 위협하는 스트레스 자극에 반응하여 흥분을 일으킨다. 예를 들어 자고 있을 때 누군가 내 몸을 잡고 흔들거나 큰 소리로 놀라게 하면 그 불쾌한 스트레스 자극이 노르아드레날린 신경을 흥분시켜 잠을 깨운다. 이런 상태의 각성을 나는 '뜨거운(hot) 각성'이라고 부른다. 그렇다면 세로토닌에 의한 각성은 어떠할까?

세로토닌 신경은 노르아드레날린 신경을 흥분시키는 스트레스 자극에는 반응하지 않는다. 세로토닌 신경이 반응하는 것은 빛이다. 우리 눈으로 빛이 들어오면 세로토닌 신경이 빛에 반응하여 저절로 잠이 깬다. 그래서 나는 세로토닌에 의한 각성을 '시원한(cool) 각성'이라고 부른다.

03

올빼미형 생활의 해악

멜라토닌으로 노화를 막는다

●

앞에서 멜라토닌에는 노화 방지 효과가 있다고 했다. 여기서 멜라토닌이 어떤 원리로 노화를 막는지 알아보기로 하자.

인간의 생명 활동에는 산소가 반드시 필요하다. 산소를 이용해 포도당이라는 연료를 연소시켜 얻는 에너지로 살아가기 때문이다. 그런데 그 과정에서 불가피하게 '활성산소'가 발생한다. 무언가를 불로 태우면 연기나 가스, 재가 생기는 것과 마찬가지이다.

활성산소가 단백질과 결합하면 단백질이 산화되고 변성된다. 세포막과 결합하면 세포막이 딱딱해지며 DNA와 결합하면 DNA가 손상되거나 파괴된다. 활성산소라는 찌꺼기가 우리 몸에 쌓이면 세포가 쉽게 파괴되거나 암화되고 결국 노화가 진행된다.

활성산소는 뇌뿐만 아니라 혈관이나 심장 같은 다양한 장기와 근육에도 쌓인다. 흔히 치매라고 하는 인지증도 활성산소와 무관하지 않다. 물론 활성산소가 직접적인 원인은 아니지만 세포를 파괴하는 활성산소를 제거하면 조금이라도 세포의 사멸을 늦출 수 있으므로 인지증의 발생도 어느 정도 억제할 수 있다.

암 역시 손상된 세포가 완전히 수복되지 못하고 있는 상태라는 점에서 활성산소가 발병의 방아쇠 역할을 했을 수도 있다. 활성산소는 생활습관병에도 다양한 형태로 관여한다. 질병의 원인은 다양하지만 활성산소가 발병 요인의 하나라는 점은 분명하다. 이런 점에서 활성산소를 제거하면 여러 가지 질병을 막을 수 있다.

멜라토닌이 그 활성산소를 제거한다. 멜라토닌이 주목받는 이유 중의 하나가 바로 이 때문이다. 밤에 멜라토닌이 충분히 분비되고 숙면을 취하면 낮에 활동하는 동안 쌓였던 활성산소가 밤마다 제거된다. 그렇다고 인간의 노화 자체를 멈출 수는 없지만 우리 몸에 해를 끼치는 것을 착실히 제거해서 적극적으로 관리하면 그만큼 노화의 진행 속도를 늦출 수 있다.

올빼미형 인간은 빨리 늙는다

●

멜라토닌은 어두운 밤에 눈을 감아 빛이 차단되어야 분비된다. 잠을 자야하는 밤에 깨어 불을 환하게 밝히고 활동하면 당연히 멜라토닌은 분비되지 않는다. 이런 점에서 밤에 잠자지 않고 일하는 것은 수면의 질뿐만 아니라 노화 방지 면에서도 결코 이로울 것이 없다.

이런 예를 보자. 오늘도 야근이다. 밤늦도록 회사에 남아 일하다 보면 몰려오는 피곤 탓에 능률이 오르지 않는다. 멜라토닌도 제대로 분비되지 않아 집에 와도 잠이 잘 오지 않는다. 겨우 잠이 들었지만 잠이 얕아 중간에 몇 번이고 깼다. 밤새 잠을 설쳤더니 아침에는 몸이 천근만근 무겁고 기분도 좋지 않다. 그 탓에 오전에는 일을 해도 영 능률이 오르지 않는다. 결국 퇴근 시간까지 주어진 일을 다 마치지 못했다. 하는 수 없이 오늘도 또 야근을 해야 한다. 그러면 멜라토닌은 또 제대로 분비되지 않을 것이다. 이렇게 계속 똑같은 일이 반복되는 악순환을 겪게 된다.

쉬지 않고 밤늦게까지 일을 하면 자율신경이 계속 긴장하게 돼서 세로토닌에서 멜라토닌으로 분비 상태가 바뀌지를 못한다. 세로토닌은 분비량이 줄어드는데 그 뒤를 이어야 할 멜라토닌이 나오지 않게 되는 것이다.

그래서 밤에 일하는 사람들은 빨리 늙는다고들 한다. 밤 새워 일하고 나면 피부는 탄력을 잃고 몸에는 기운이 하나도 없다. 밤이면 당연히 나와야 하는 멜라토닌이 나오지 않아서다. 멜라토닌의 노화 방지 효과를 생각하면 그도 그럴만하다.

계속 밤낮이 바뀐 생활을 하는 것은 매일 시차 증후군을 겪는 것과 다를 바가 없다. 물론 시간이 지나면 시차 증후군도 회복되듯이 언젠가는 멜라토닌과 세로토닌의 분비 주기도 이행하여 그런 생활리듬에 적응하게 될 것이다.

다만 햇빛을 충분히 받을 수 없는 상황이 이어진다면 세로토닌 신경은 활성화되기 어렵다. 해가 질 때 일어나서 하루를 시작하는 야간형 생활을 오래 하다보면 생활 자체에는 적응이 되지만 결국 신체적 정신적 문제들이 나타나는 것도 그런 이유에서다.

거듭 말하지만 무엇보다 중요한 것은 햇빛이다. 일반적인 인공조명으로는 밝기가 턱없이 부족하다. 밤낮이 바뀐 사람들에게 아침에 고조도의 빛을 쏘여 생체리듬을 바로잡는 치료법이 있는 것을 보면 인체에 미치는 밝은 빛의 효과를 짐작할 수 있다. 직업의 성격상 야간형 생활을 감수해야 하는 특별한 경우가 아니라면 건강을 위해서라도 차츰 아침형 생활로 바꾸는 것이 바람직하다.

늦어도 밤 12시 전에 잠자리에 든다

●

렘수면은 각성 상태에 가까운 얕은 수면 단계이다. 근육은 완전히 이완돼 있으나 뇌의 일부는 깨어 있다. 이때 사람들은 꿈을 꾼다. 반면 비렘수면은 대뇌도 잠이 든 깊은 수면 단계이다. 잠자는 동안 렘수면과 비렘수면은 약 2시간을 주기로 번갈아 나타나고 이런 상태가 6~8시간 정도 지속된다. 아마도 이 시간이 오랜 세월 동안 형성된 인간의 적절한 수면 시간일 것이다.

하루가 24시간인 것만 보더라도 밤 12시 전에는 자서 아침 해가 뜰 때 일어나는 것이 가장 바람직하다. 아침 늦게까지 잠을 자면 이미 멜라토닌 분비량이 감소된 상태로 잠을 자는 것이라 수면의 질이 떨어진다. 또 세로토닌 신경이 활성화되기 시작하는 시간인데도 멜라토닌에서 세로토닌 분비 상태로 바뀌지 않아 잠이 깨도 개운하지가 않다.

세로토닌과 멜라토닌의 분비 주기 등을 고려하면 똑같은 6시간을 자더라도 낮에 자는 것이 밤에 자는 것에 비해 수면의 질이 훨씬 더 떨어진다. 수면 시간이 5시간 정도밖에 되지 않아 다소 부족할 때는 낮잠을 자는 것도 좋다. 낮이라도 자는 동안에는 세로토닌 분비가 일시적으로 멈추기 때문에 30분 정도가 적당하다. 낮잠이 너무 길면 깨어나서도 세로토닌 신경이 다시 기능하는데 한참이 걸린다. 따라서 기본적으로는 밤에 잠을 자고 아침 일찍 일어나는 것이 좋다. 밤 늦도록 깨어 활동하면 생체리듬이 불규칙해진다.

규칙적인 수면 리듬은 노화 방지와 면역력 향상으로 이어지고 주간의 활동성과 업무 능률도 높여준다. 어떻게 해서든 아침에 일찍 일어나는 습관부터 들이도록 한다. 그러면 저녁에도 일찍 잠이 올 것이고 잠도 깊이 들 수 있게 된다.

그렇게 해도 잠이 잘 오지 않을 때는 운동을 한다. 숙면을 핑계로 마시는 술보다 훨씬 더 효과가 좋다. 저녁 식사 후에 산책을 하거나 잠자리에 들기 전에 유연체조 같은 가벼운 운동을 한다. 어떤 운동이건 피곤하지 않을 만큼 30분 정도만 한다. 평소에도 잠자기 전에 가벼운 운동을 하면 숙면에 도움이 된다.

일어나는 시간은 해 뜨기 전이라도 괜찮다. 아직 어두컴컴한 새벽 4시에 일어나 활동하는 사람들도 많다. 절에서 스님들은 보통 새벽 3~4시에 일어나 좌선을 하고 경을 읽으면서 하루를 시작한다. 작가와 같이 글을 쓰는 직업을 가진 사람들은 대개 낮에 자고 밤에 일한다고 하지만 요즘은 꼭 그렇지 만도 않은 모양이다. 소설가 무라카미 하루키 씨도 아침 일찍부터 글을 쓴다고 한다.

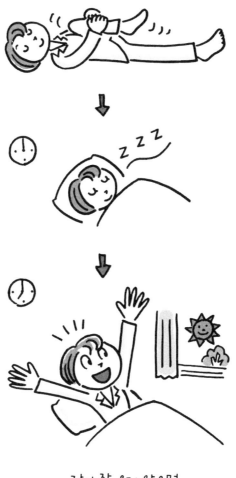

잠이 잘 오지 않으면
30분 정도 가벼운 운동을 한다.

똑같은 6시간을 자더라도 밤 10시에 자서 새벽 4시에 일어나는 것이 새벽 2시에 자서 아침 8시에 일어나는 것보다 활동 능률이 더 높다. 푹 자고 상쾌하게 잠을 깰 수 있기 때문이다. 일찍 자고 일찍 일어나는 것은 인간의 생체리듬에도 맞지만 무엇보다 멜라토닌과 세로토닌이 제각기 충분한 효과를 발휘할 수 있다는 점에서 더할 나위 없이 유익한 생활습관이다.

Chapter
4

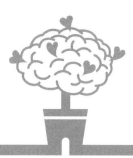

몸과 마음을
생기 있게 하는
세로토닌 호흡법

01

호흡과
마음은
밀접한 관련이 있다

외부 자극과 호흡의 관계

●

    우리의 뇌는 끊임없이 변하는 외부의 자극과 그에 따른 심리적 변화에 맞춰 호흡의 리듬을 바꾼다. 우리가 다만 그것을 의식하지 못하고 있을 뿐이다. 음악을 예로 들어보자. 정적인 멜로디의 바흐의 연주곡과 가슴을 고동치게 하는 북소리에 뇌는 서로 다르게 반응한다. 그 차이는 각각의 리듬에 상응하는 호흡의 차이로 나타난다. 바흐의 연주곡을 들을 때는 호흡이 매우 느려지고 북소리를 들을 때는 호흡이 매우 빨라진다.

    깜짝 놀라거나 별안간 주의를 돌려 무언가에 집중했을 때는 순간적으로 호흡이 멈추기도 한다. 말 그대로 '숨이 멎는 듯한' 상태가 되는 것이다. 외부의 자극은 심리 상태에도 영향을 미치는데 경우에 따라서는 그 영향이 호흡에까지 이른다. 대표적인 예가 '과호흡증후군'이다.

불안이나 정신적인 원인으로 필요 이상으로 호흡이 일어나면 날숨을 통해 배출되는 이산화탄소의 양이 과도하게 증가한다. 그러면 혈중 이산화탄소 농도가 떨어져 혈액은 알칼리성으로 기울게 된다. 그 결과 숨이 막히고 숨쉬기가 괴로워지는데 신경계나 의식은 이를 산소 결핍 상태로 오인하여 숨을 더 많이 쉬게 만든다. 이로 인해 환자는 더 이상 숨을 들이쉴 수 없을 만큼 격렬한 통증을 느끼게 되는 악순환이 일어난다. 이같이 외부의 자극과 심리 상태와 호흡은 서로 연동하고 있다.

긴장할 때는 숨을 멈춘다

●

이번에는 일반적인 경우를 살펴보자. 어떤 일에 의식을 집중할 때 흔히 숨을 멈추게 된다. 바늘귀에 실을 꽂을 때를 생각해 보자. 짧은 순간이지만 실이 바늘귀를 통과할 때까지 나도 모르게 숨을 멈추고 있다. 의식해서 그렇게 하는 것은 아니지만 결과적으로는 숨이 잠시

멎게 된다.

　반대로 흥분되었던 것이 가라앉거나 어떤 일에 안심했을 때, 휴식을 취할 때는 '휴~'하고 숨을 내쉬게 된다. 그래서 '숨을 돌리다'나 '숨이 트이다'라는 말도 마음이 진정되고 답답한 것이 해소되었을 때, 잠시 여유를 얻어 휴식을 취하거나 마음이 편할 때 쓴다.

　업무나 학습에 몰두할 때는 바늘귀에 실을 꽂을 때와 마찬가지로 호흡을 멈추는 긴장 상태가 지속된다. 물론 계속 숨을 멈추고 있을 수야 없지만 숨을 쉬더라도 긴장된 상태에서는 무의식중에 자꾸 호흡을 억제하게 된다. 다시 말해 숨을 멈추는 상태가 되풀이되는 것이다.

　계속 호흡을 억제하다 보면 호흡 횟수가 줄기 때문에 한 번 숨 쉴 때마다 받아들이는 산소의 양이나 뱉어내는 탄산가스의 양이 모두 감소하게 된다. 보통은 1분 동안에 12~13회 정도 호흡을 하고 평상시 1회 호흡량은 500cc 정도 된다. 그러나 숨을 멈춘 상태가 이어지면 호흡 횟수는 10회 정도가 되고 1회 호흡량도 350cc 정도로 줄어든다. 숨을 죽인 채 꼼짝 앉고 있을 때는 에너지 대사량이 매우 적어 산소가 많이 필요하지 않기 때문이다.

　일에 몰두할 때는 나도 모르게 이처럼 호흡을 멈추고 있을 때가 많다. 물론 회사 안에서 이동을 하거나 밖에 나가 일을 보기도 하고 점심시간도 있으므로 전혀 숨 돌릴 틈이 없는 것은 아니다. 그러나 후다닥 점심을 먹고 곧바로 책상 앞으로 달려가 하던 일에 계속 매달리다 보면 점점 더 신체 활동은 줄어들고 호흡이 멎는 시간만 늘어나게 된다. 결국 세로토닌 신경은 활성화되지 못한 채 하루가 지나게 되고 이런 생활이 지속되면 세로토닌 신경은 급격히 약해진다.

호흡을 다스려 기분을 바꾼다

●

감정이나 심리적인 변화는 고스란히 호흡으로 나타난다. 그렇다면 그와 반대로 호흡을 조절해서 기분을 바꾸는 것도 가능하지 않을까? 실제로 석가모니는 좌선을 통해 호흡으로 마음을 다스리는 최고의 경지에 이르렀다.

나는 이런 실험을 했다. 스님을 포함해 여러 사람에게 3분간 좌선의 호흡을 하게 했더니 대뇌 기능이 활성화되고 통증이 완화되는 결과가 나왔다. 또 자율신경과 항중력근의 기능에도 변화가 일어났다. 석가모니가 자신의 몸으로써 밝힌 호흡의 효과를 현대적인 해석으로 새롭게 증명한 셈이다.

내장 기관은 자율신경에 의해 활동이 조절되기 때문에 손발처럼 내 뜻대로 움직일 수가 없다. 그러나 호흡은 다르다. 자율신경의 지배를 받지만 유일하게 내 의지로 조절할 수가 있다. 즉 폐의 활동을 제어할 수 있다는 말이다.

석가모니도 아마 이런 점을 깨달았던 것이 아닐까? 자유자재로 호흡을 다스리는 것의 극치는 좌선에서 이루어진다. 다리를 포개고 앉은 자세로 배의 근육을 수축시켜 숨을 내쉬는 것에 의식을 모아 호흡을 하기 때문이다. 이 호흡법은 뒤에서 자세히 설명할 것이다.

우리는 석가모니와 똑같은 모습으로 좌선을 하거나 장시간 호흡에 집중할 필요는 없다. 30분 정도면 충분하다. 그렇게 하면 대뇌 활동에 변화를 일으켜 감정이나 기분을 바꿀 수 있다. 그 매개체는 다름 아닌 세로토닌 신경이다. 호흡으로 감정을 조절하면 스트레스 같은 긴장 상황에도 효과적으로 대처할 수 있다. 스트레스와의 관련은 Chapter 6에서 다루기로 한다.

호흡에는 두 가지가 있다

●

호흡에는 두 가지가 있다. 하나는 생명 활동을 유지하기 위해 평

소에 하는 일반적인 호흡이고, 다른 하나는 세로토닌 신경을 활성화
하는 호흡이다. 이 두 가지 호흡의 효과는 전혀 다르다. 호흡도 리듬
운동의 하나이지만 우리가 평소에 하는 일반적인 숨쉬기로는 리듬
운동의 효과를 얻거나 세로토닌 신경을 활성화할 수 없다.

생명 활동을 유지하기 위한 호흡은 뇌간에 있는 연수의 호흡 중추
가 제어한다. '들이쉬어!'라는 명령을 내리면 가로막(횡격막)의 이완과
수축에 의해 잠자는 동안에도 자동적으로 호흡이 이루어진다. 숨을
다 들이쉬면 따로 '내쉬어!'라는 명령이 없어도 자연히 숨을 내쉬게
된다. 호흡이 자율적으로 기능하는 이유는 우리의 생명 활동에 산소
가 필요하기 때문이다. 혈중 산소 농도에 대한 정보가 항시 뇌간으로
전해져 호흡의 리듬이 조절된다.

그런데 이때 하는 호흡은 흉식 호흡이 아니라 복식 호흡이다. 자
연스러운 호흡에서는 자율적인 리듬으로 가로막이 이완되거나 수축
되기 때문에 호흡할 때 배가 부풀거나 꺼지거나 한다. 자고 있는 사
람이 숨을 쉬는 모습을 보면 이를 좀 더 확실히 알 수 있다.

가로막은 폐와 간 같은 장기와의 경계에 있는데 이완된 상태에서
는 돔 모양으로 위로 휘어져 있다. 숨을 들이쉬면 가로막이 수축되면
서 막이 판판해져 흉곽(폐)이 확대된다. 숨을 내쉬면 가로막이 이완되

어 위로 휘어지므로 흉곽(폐)이 좁아진다. 다시 말해 평소 호흡할 때 들숨에서는 폐가 확장되어 배가 부풀고, 날숨에서는 폐가 수축되어 배가 들어간다.

이같이 생명 활동을 유지하기 위한 일반적인 호흡과 달리 세로토닌 신경을 활성화하는 호흡은 대뇌피질이 '내쉬어!(날숨)'라는 명령을 내렸을 때 일어난다. 이때는 의식적으로 배의 근육을 수축시켜 배를 안으로 집어넣으면서 숨을 내뱉는다.

무의식적인 호흡은 뇌간의 호흡중추가 명령하고 가로막을 사용한다. 반면 의식적인 호흡은 대뇌가 명령하고 배의 근육을 사용한다. 이것이 큰 차이다. 의식적인 호흡은 대뇌의 명령을 따르기 때문에 대뇌가 잠들어 있을 때는 일어나지 않는다. 반드시 깨어있을 때만 가능한 호흡이다.

02

세로토닌 신경을
활성화하는
호흡법

복근을 사용하는 호흡법

●

세로토닌 신경을 활성화하는데 효과적인 호흡은 '복근 호흡'이다. 일상생활에서도 날숨을 의식해서 호흡할 때가 있다. 예를 들어 오랫동안 계속 말을 하거나 노래를 부를 때, 피리나 관악기를 연주할 때, 운동 중에 숨을 크게 뱉어낼 때 등이다. 그다지 의식하지는 않지만 이때 분명히 배의 근육을 사용한다. 호흡할 때 복근을 사용하는 것, 이것이 세로토닌 신경을 활성화하는 호흡법의 핵심이다.

의식적으로 숨을 뱉어내는 호흡을 가장 쉽게 할 수 있는 방법은 노래를 부르거나 글 따위를 소리 내어 읽는 것이다. 걷거나 가볍게 달릴 때 날숨을 의식하면 리듬 운동과 복근 호흡을 동시에 할 수 있어 세로토닌 신경의 활성화에 매우 효과적이다.

예를 들어 걸으면서 호흡을 의식해서 숨을 2~3번 내쉬고 1번 들이쉰다. 시간으로 날숨을 들숨의 2배로 길게 하기는 어려우므로 횟수로 조절한다. 걸어가면서 '후~후~후'하고 3번 내쉬고 1번 들이쉬면 된다. 이처럼 어떤 리듬 운동을 하더라도 의식적으로 복근을 사용해 날숨을 길게 하면 더 효과적으로 세로토닌 신경을 활성화할 수 있다.

'단전호흡'의 뛰어난 효과

●

앞서 일상에서 쉽게 하는 '복근 호흡'을 설명했지만 사실은 세로토닌 신경을 활성화하는데 가장 효과적인 호흡은 단전호흡이다. 석가모니가 좌선으로 깨달음을 얻었을 때도 단전호흡을 했다. 단전이란 일반적으로 배꼽 아래 10㎝ 되는 곳을 이르는 말로, 기가 집중한다고 하는 곳이다.

단전을 의식하면서 호흡하는 단전호흡에 관해 구체적으로 알아보자. 먼저 아랫배의 근육을 의식적으로 수축시키면서 천천히 숨을 내쉰다. 거의 다 내쉬었을 즈음에 항문을 조인다. 숨을 끝까지 뱉어내고 조였던 항문을 풀면서 복근에 주었던 힘을 빼면 자연히 숨을 들이쉬게 된다. 이때 아랫배부터 부풀도록 해야 한다.

혼자서 할 때는 배꼽 밑에 손바닥을 대고 아랫배가 나오고 들어가는 움직임에 집중하여 호흡한다. '아~'하고 소리를 냈을 때 아랫배가 제대로 들어가는지 확인해 본다.

숨을 내쉬기 시작하면 윗배가 수축하지만 복근을 의식하면서 숨을 길게 내쉬어 끝까지 다 뱉어내면 아랫배도 수축한다. 숨을 다 뱉었을 때 항문을 조인다. 조였던 항문을 풀면 자연히 들숨이 시작되어 아랫배가 부푼다. 처음에는 언제 항문을 조여야 하는지 잘 모르겠지만 아랫배에 손을 대고 천천히 호흡하면 아랫배가 나오고 들어가는 것이 느껴지므로 곧 알게 된다.

이 호흡법에 익숙해지면 차츰 윗배는 그대로 있고 아랫배만 움직이게 된다. 중요한 것은 날숨을 들숨보다 2배 정도 길게 해야 하는 점이다. 맨 처음에는 천천히 10까지 셀 만큼 느리게 숨을 내쉬어 끝까지 뱉어낸다. 의식적으로 복근을 움직이기 때문에 몇 분간만 해도 힘이 들지만 매일 하다보면 요령이 생길 것이다. 그때부터는 숨을 내쉬는 시간을 조금씩 늘려간다.

단전호흡에 익숙해지려면 매일 해도 석 달은 필요하다고 한다. 스

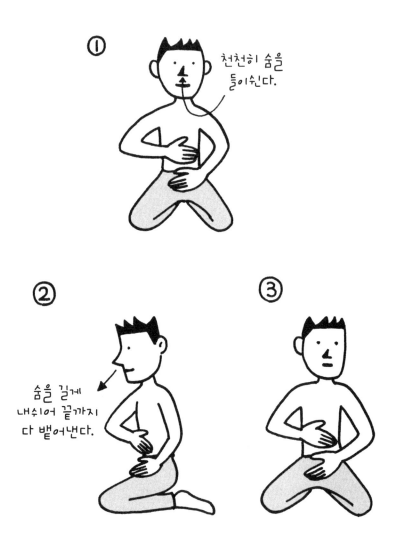

〈단전호흡법〉

님들은 보통 좌선을 하면서 향 한 개비가 다 타는 동안(약 30분) 이 호흡을 계속한다. 그 정도가 되려면 3년이나 걸리지만 그 덕에 세로토닌 신경을 늘 활성화된 상태로 유지할 수가 있다.

쉽고 간편한 단전호흡법

●

　반듯한 자세로 좌선을 하면서 하는 정식 단전호흡은 보통사람들이 하기에는 쉽지 않다. 게다가 우리가 단전호흡을 하는 목적은 수행이 아니라 세로토닌 신경의 활성화에 있으므로 좀 더 쉬운 방법을 찾아보는 것도 나쁘지 않다. 정식 단전호흡을 할 수 있으면 가장 좋겠지만 무리해서 하다 며칠 못가는 것보다는 매일 꾸준히 하는 것이 더 중요하기 때문이다.

　세로토닌 신경을 활성화하는 호흡, 즉 '세로토닌 호흡'에서 무엇보다 중요한 것은 '숨을 내쉬는 것'을 의식해서 하는 것이다. 스님들은 속으로 '하나 둘…' 하면서 수를 센다고 하지만 이것이 의외로 쉽지가 않다. 우리는 그냥 소리 내서 수를 세기로 하자. 꼭 '하나 둘' 같은 숫자가 아니라도 된다. '아~'나 '이~'라도 괜찮다.

소리를 내면 자연히 복근이 수축하기 때문에 복근을 사용해서 숨 쉬기가 수월해진다. '아~'하고 숨을 길게 내쉬면 멈추지 않는 이상 복근이 수축된 상태로 있기 때문에 한참 동안 숨을 계속 뱉어낼 수 있다. 너무 힘들어서 멈추면 곧이어 저절로 숨을 들이쉬게 된다. 이 때 조금만 의식해서 숨을 천천히 들이쉬도록 한다.

단전호흡에서는 10까지 세면서 숨을 들이쉬고 그 2배인 20까지 세면서 숨을 내쉬어야 한다는 사람도 있지만 시간에 너무 신경 쓸 필요는 없다. '아~'하면서 숨을 내쉴 때 되도록 길게 뱉어내고 숨을 들이쉴 때는 평소보다 천천히 하는 것을 염두에 두면 된다. 처음에는 소리를 내어 숨을 내쉬는 것에 집중하고 그것에 익숙해지면 차츰 소리를 내지 않고 속으로 수를 세도록 한다.

단전호흡 대신 명상호흡을 해도 괜찮다. 명상의 기본도 호흡에 있다고 한다. 명상에서도 처음에는 의식적으로 날숨에 집중하는데 이는 자율적인 호흡이 아닌 복근 호흡이다. 마침내는 호흡을 의식하지 않고 명상을 하는 단계에 이른다고 한다.

따라서 처음부터 좌선을 하고 본격적인 단전호흡을 하려고 애쓰지 않아도 된다. 우선은 날숨을 길게 하는 호흡법에 주의를 기울이도록 한다. 스님들은 단전호흡을 하면서 30분이고 1시간이고 계속 앉아있을 수 있지만 보통사람들에게는 무리다. 우선 1회에 15분 정도 지속하되 거르지 말고 매일 하도록 한다.

숨은 코로 들이쉰다

●

요가에서는 숨을 들이쉴 때나 내쉴 때 모두 코로 하라고 하지만 세로토닌 호흡은 그와 다르다. 코로 들이쉬고 코나 입으로 내쉬는 것이 기본이다. 입으로 숨을 내쉬는 경우는 말하거나 글을 읽을 때처럼 목소리를 낼 때다.

중요한 것은 들숨은 반드시 코를 사용해야 하는 점이다. 입으로 숨을 쉬는 입 호흡은 건강에도 좋지 않다고 알려져 있다. 코의 일차적인 기능은 냄새를 맡는 것이지만 호흡에 있어서는 또 다른 중요한 역할을 한다. 코털이 이물질의 침입을 막고 들이마신 공기는 코에서 폐로 이동하는 동안 적당한 습도와 온도로 데워진다. 또 코털이 이물질의 침입을 막아 공기의 흐름을 원활하게 한다.

그러나 입은 원래 구조적으로 음식물이 식도로 원활하게 들어가게끔 되어 있어 공기가 들어와도 식도로 가지 않고 위로 꺾여 들어가기 때문에 흐름에 무리가 생긴다. 또 입은 공기를 가습하거나 먼지나

세균을 걸러내는 기능이 없어 공기가 그대로 몸속으로 들어가게 된다. 이런 이유만 보더라도 입으로는 숨을 들이쉬지 않도록 해야 한다.

서서 좌선을 한다

●

좌선의 기본은 '조신(調身)·조식(調息)·조심(調心)'이다. '조신'은 좌선 할 때 갖는 올바른 자세와 동작을 뜻하는데, 좌선에서는 보통 결가부좌를 한다. 결가부좌는 양쪽 발을 각각 반대쪽 넓적다리 위에 놓고 앉는 방법을 말한다. '조식'은 호흡을 고르는 것이고 '조심'은 의식을 집중하여 마음을 다스리는 것이다. 그렇다면 좌선은 결가부좌를 하고 앉아 호흡을 가다듬어 마음을 다스리는 것이라 할 수 있다.

결가부좌는 단전을 의식하면서 호흡하기에 매우 좋은 자세이지만 세로토닌 신경을 활성화할 목적이라면 굳이 결가부좌를 고집할 필요는 없다. 물론 결가부좌를 하고 단전호흡을 하면 차분해져서 마음을 다스리기 좋지만 익숙하지 않은 사람에게는 결코 쉬운 자세가 아니다.

그래서인지 스님들 중에는 의자에 앉아서 하는 좌선을 권하는 분도 있다. 또 서서 단전호흡을 하는 '입선(立禪)'도 있다. 중요한 것은

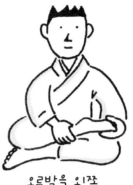

오른발을 왼쪽
넙적다리위에 올린다

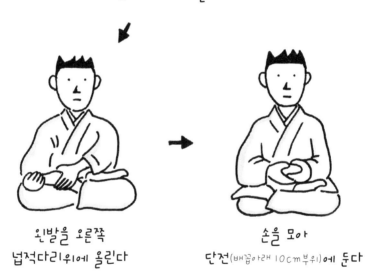

왼발을 오른쪽
넙적다리위에 올린다

손을 모아
단전(배꼽아래 10cm부위)에 둔다

〈결가부좌하기〉

호흡에 집중할 수 있는 자세인가 하는 것이다. 보통사람들이 단전호흡을 하기에는 의자에 앉거나 서 있는 편이 더 편할 것이다. 서서 호흡을 하면 언제 항문을 조여야 하는지도 쉽게 알 수 있으므로 우선 이런 과정에 익숙해지고 나서 본격적으로 단전을 의식하는 호흡을 시작하는 것이 효과적이다.

세로토닌 신경을 활성화하는 데는 복근을 사용해서 호흡하는 것이 중요하므로 자세에 너무 신경 쓸 필요는 없다. 따라서 꼭 좌선이 아니더라도 요가나 기공 체조를 해도 괜찮다. 두 가지 모두 몸을 천천히 움직이지만 기본은 역시 호흡에 있다. 동작과 호흡을 연동시키기 때문에 가만히 앉아 호흡만 조절하는 것보다 오히려 하기가 더 쉬울 것이다. 단점이라면 요가나 기공 체조는 움직임이 따르기 때문에 직장에서는 하기가 곤란하다. 반면 의자에 앉거나 서서 하는 단전호흡은 직장에서 잠시 틈을 내서 하기에 적당하다.

독경과 호흡

●

하루가 시작되는 아침에 좌선을 하면 세로토닌 신경을 활성화하는데 매우 효과적이다. 그러나 보통사람들이 당장 시작하기에는 역시 무리가 따른다. 좌선 호흡의 효과를 얻는 가장 간단한 방법은 목소리를 내는 것이다. '반야심경'을 소리 내 읽어도 좋다. 그렇게 하면 특별히 의식하지 않아도 복근 호흡을 하게 된다.

스님들 중에도 매일 아침 좌선보다 독경을 하는 분이 더 많은 듯하다. 근행(勤行, 시간을 정하여 부처 앞에서 독경하거나 예배하는 일)은 스님의 임무이기도 하겠지만 "경을 읽으면 몸과 마음이 건강해진다"라고도 말한다.

'나무아미타불'을 반복해서 읊는 것도 독경과 마찬가지의 효과가 있다. '나무아미타불'이 아니더라도 마음을 모아 같은 글귀를 여러 번 소리 내 말하면 좋다. 일본의 진언종을 창시한 홍법대사 구카이(空海, 일본 헤이안 시대의 불교 승려로 진언종을 일으켰다)는 진언(眞言, mantra, 석가의 깨달음이나 서원(誓願)을 나타내는 말)을 외우며 산과 들을 걸어 수행했다고 하는데, 이 진언 역시 반복해서 읊으면 마찬가지의 효과가 있다.

독경을 할 때 한 가지 주의할 것이 있다. 글귀에 의미가 없거나 있더라도 무슨 뜻인지 잘 모르는 것이 더 좋다는 사실이다. 불경이나 진언, 염불에는 당연히 의미가 있지만 보통사람들은 그 뜻을 잘 모르고 있다. 만약 신문이나 책을 소리 내어 읽으면 그 뜻이 머리로 들어가 뇌의 언어 중추가 작동하게 된다. 그때부터 이런 저런 생각이 들기 시작하고 그것에 신경을 쓰느라 정작 중요한 호흡에는 집중할 수 없게 된다. 다시 말해 세로토닌 신경을 활성화하기 어렵다.

따라서 호흡의 효과를 위해 글을 소리 내어 읽을 때는 뜻을 잘 몰라도 되는 것을 고르도록 한다. 세로토닌 신경의 활성화가 목적이라면 아침에 5분간 '나무아미타불' 등을 읊는 것이 가장 간단한 방법이 될 것이다.

집중하고 또 집중한다

●

좌선의 세 가지 기본 요소인 '조신·조식·조심' 중에 '조심'은 마음을 가다듬어 한결같이 선(禪)의 세계에 깊이 빠져드는 것이다. 어떤 일에 온 정신을 다 기울여 열중하는 것은 세로토닌 신경의 활성화를 위한 전제 조건이다. 호흡을 할 때도 마찬가지이다. 잡념에 사로잡히지 않고 오로지 호흡에만 의식을 집중하지 않으면 효과가 떨어진다.

좌선을 할 때 눈을 완전히 감지 않고 반쯤 뜬 상태인 반안(半眼)을 하거나 벽을 보고 앉는 것도 모두 '조심'을 위한 하나의 방법이다. 주변 사물에 초점이 정확하게 맞지 않으면 사물에 신경이 쓰이지 않게 되고 눈앞에 다른 사물이 없으면 외부의 자극이 들어오지 않기 때문이다.

그렇다면 그냥 눈을 감는 것이 더 효율적일 듯 하지만 꼭 그렇지만도 않다. 눈을 꼭 감으면 집중은커녕 오히려 '배가 고프다'거나 '좌선이 끝나면 ○○을 해야지', '그때 그 일은 도대체 어떻게 된 거지?' 따위의 잡념이 꼬리에 꼬리를 물고 머릿속에 떠오른다. 그런 망상에서 벗어나는 것을 흔히 '흘려보낸다'라고 표현한다. 억누르려 하면 오히려 더 사로잡히게 되기 때문이다.

그래서 잡념이나 망상에 빠지지 않으려면 눈을 감지 않는 편이 더 낫다고 하는 것이다. 눈을 반쯤 뜬 반안 상태에서는 특별한 사물대신 허공이나 몇 미터 앞의 한 점을 물끄러미 바라봐서 시선을 흐린다. 반안이 어려우면 눈을 감아도 되지만 대신 속으로 '하나, 둘…' 하고 집중해서 호흡의 횟수를 센다. 숨을 다듬으면서 들숨과 날숨의 수를 헤아리는 것을 수식관(數息觀)이라고 하는데 마음을 오직 호흡에만 집중할 수 있는 가장 좋은 방법이다.

오로지 한 가지에 의식을 집중하는 것이 세로토닌 신경을 활성화하는데 매우 큰 효과를 낸다는 점에서 바른 자세로 마음을 다스려 오직 호흡에만 몰두하는 좌선은 매우 효과적인 방법이다. 다만 의식

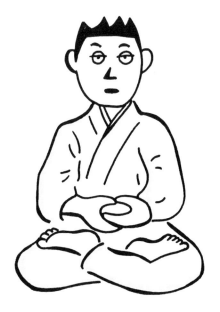

좌선할 때
잡념이나 망상에 빠지지 않으려면
눈을 반쯤 뜬 반안 상태에서
허공이나 몇 미터 앞의 한 점을
물끄러미 바라보며 시선을 흐린다.

을 모으는 것이 의외로 어렵기 때문에 간단한 글귀를 반복해서 읊거나 호흡의 수를 세는 방법을 권하는 것이다.

흔히 좌선을 하면 부교감신경이 우세해진다고 하는데, 그렇지 않다. 좌선을 하면 세로토닌 신경이 활성화되어 교감신경이 긴장하게 된다. 그러나 별안간 화를 내거나 흥분했을 때 일어나는 교감신경의 우세 상태와는 다르다. 아침에 좌선을 하면 부교감신경 우세 상태에서 교감신경 우세 상태로 이행하게 된다. 교감신경이 지나치게 흥분했을 때는 그것을 가라앉히는 효과도 있다.

긴장을 없애는 세로토닌 호흡의 효과

●

세로토닌 호흡을 일상의 다양한 장면에서 활용해보자. 집중할 일이 있으면 시작 전에 미리 5분 이상 세로토닌 호흡을 해 둔다. 어려운 업무로 고민할 때는 잠시 생각을 멈추고 5~10분 정도 복근을 의식하여 호흡을 한다. 이때도 역시 호흡에만 집중해야 한다. 고민은 잠시 접어두고 세로토닌 신경이 활성화되면 그 때 다시 도전해 본다.

호흡으로 긴장도 다스릴 수도 있다. 어쩌다 학회에서 발표라도 하는 날에는 내 연구실의 학생들은 긴장으로 거의 꽁꽁 얼어붙다시피 한다. 그럴 때는 발표 전에 10~15분 정도 세로토닌 호흡을 하게 한다. 그렇게 하면 곧 평상심을 찾게 된다. 그 뚜렷한 효과를 나는 여러 번 경험으로 확인했다.

보고회나 회의 등에서 중요한 발표를 할 때도 마찬가지이다. 시작 전에 미리 세로토닌 호흡을 해 두면 긴장해서 목소리가 잘 나오지 않거나 손이 떨리는 일 없이 평소의 실력을 충분히 발휘할 수 있을 것이다.

Chapter
5

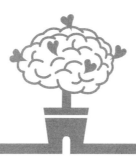

세로토닌 신경을
약화시키는
생활습관

01

은둔형 외톨이가
되어 가는
현대인

성장 과정에서 세로토닌 신경도 단련된다

●

현대 생활에는 세로토닌 신경을 활성화하는 '햇빛'과 '리듬 운동'이 턱없이 모자란다.

아이들의 발육 과정부터 살펴보자. 아기는 엄마의 젖을 먹는다. 이때 젖을 빠는 행동은 세로토닌 신경을 단련하는 리듬 운동에 해당한다. 아기가 기는 것도 중요한 리듬 운동이다.

다음 과정은 아기가 무언가를 잡고 일어서는 것이다. 일어서려면 항중력근의 작용이 필요하다. 젖을 빨고 기어 다니는 리듬 운동에 의해 세로토닌 신경이 원활히 형성되고 이를 통해 항중력근이 발달하므로 일어설 수 있는 것이다.

다음 차례는 걷는 것이다. 이제 막 걸음마를 시작한 아기들은 잠시도 가만있지 못하고 정말 열심히 걸어 다닌다. 이런 걷는 연습이 세로토닌 신경을 단련시킨다. 얌전하게 가만히 있기만 해서는 오히려 세로토닌 신경이 약해진다.

아이의 발육과 세로토닌 신경의 단련은 밀접한 관계가 있다. 따라서 아이가 순조롭게 성장하면 세로토닌 신경도 자연히 단련되어 활성화된다. 아이들은 커가면서 집밖에서 활동하는 시간이 많아진다. 신나게 뛰어놀면 근육이 성장하고 운동 능력이 높아지며 대뇌 기능이 발달한다. 그런데 사실 그보다 더 큰 효과가 있다. 바로 세로토닌 신경이 단련되는 것이다.

세로토닌 신경의 활성화를 억제하는
생활환경

●

앞서 말했듯이 아이들이 집밖에서 활발하게 뛰어노는 것은 신체적인 성장뿐만 아니라 세로토닌 신경의 발달에도 꼭 필요하다. 그러나 요즘 아이들은 학원으로 내몰려 주로 실내에서 활동하거나 집안에서도 TV나 컴퓨터 게임에 열중하느라 햇빛 볼 틈도 없고 몸을 움직이는 기회도 적다. 자신도 모르게 생활 속에서 세로토닌 신경을 점점 더 약화시키고 있는 셈이다.

　이런 지경에 이르게 된 주요 원인이 지금의 교육시스템이나 생활환경에 있다고는 하지만 어쩔 수 없다는 핑계로 아이들에게 그런 생활을 허락하는 부모가 사실 더 큰 문제이다. 과거에는 지금처럼 풍요롭지 않았고 주거 공간도 좁았기 때문에 아이가 제 방을 갖는 일은 흔치 않았다. 게다가 아이가 집안에 틀어박혀 있도록 가만 두는 부모도 없었다.

　지금은 그때에 비해 생활에 크게 여유가 생긴 덕에 아이들에게도 제 방이 주어지고 덤으로 컴퓨터며 게임기, 휴대전화까지도 갖추게 되었다. 필요한 것이 다 마련된 안락한 공간에서 굳이 나와야 할 이유가 없어진 셈이다. 이런 상황이라면 밖에서 친구들과 어울려 노는 것보다 제 방에 틀어박혀 문명의 이기를 즐기는 것이 더 자연스럽다. 내 아이에게 좀 더 쾌적한 환경을 제공할 생각이었는지는 모르나, 그런 안일한 생각은 결국 컴퓨터 앞에서 게임에 열중하는 아이를 나무라는 때늦은 후회를 낳았을 뿐이다.

신체 활동이 적은 업무에 조심하라

●

 이런 한심한 상황이 아이들에게만 일어나고 있는 것은 아니다. 어른들도 그에 못지않다. 세로토닌 신경을 약화시키는 조건들이 곳곳에 도사리고 있기 때문이다.

 온종일 책상 앞에 앉아 미동도 않고 컴퓨터만 뚫어지게 바라보거나 어깨 한 번 펴지 못하고 숨 한 번 크게 쉬지 못하면서 일하다 보면 자연히 세로토닌 신경이 약해진다. 이런 생활이 매일 같이 이어지면 세로토닌 신경은 약화된 상태 그대로 고정되고 만다.

 신체 활동이 적은 것만 문제가 아니다. 야근 등으로 밤늦게까지 일하는 것도 세로토닌 신경을 약화시키는 큰 원인이다. 야간의 활동이나 생활이 가능하게 된 것은 80년대 시작 무렵부터일 것이다. 물론 그 전에도 밤늦도록 일을 하거나 유흥을 즐기기도 했지만 지금만큼 환경이 쾌적하지는 못했다. 지금은 곳곳에 편의점이나 24시간 영업하는 음식점 등이 들어서고 컴퓨터가 보급되면서 밤늦게까지 일해도 무엇 하나 불편할 것이 없다. 이런 환경이 야간형 생활을 부추기고 있는 셈이다.

 자유 시간 근무제나 재택근무를 도입하는 직장도 늘어나고 있어 반드시 아침 일찍 일어나지 않아도 되게 되었다. 사회 시스템이 올빼미형 인간을 양산하고 있는 것이다. 이런 이유들로 현대인의 활동 시간대는 점점 더 저녁으로 옮겨지고 있다. 그 탓에 세로토닌 신경은 점점 더 약해지고 있다.

02

세로토닌 신경의
약화로
일어나는 증상

악순환을 부르는 '은둔형 외톨이'

●

세로토닌 신경이 약해지면 우선 아침에 일어나는 것이 힘들어진다. 자율신경 면에서 볼 때 아침에 상쾌하게 잠을 깨지 못하면 교감신경이 제대로 작동하지 않는다. 그 결과 자율신경의 지배를 받는 내장 기관의 기능이 활발하지 못하고 대사율도 높아지지 않는다. 이 때문에 몸이 무겁고 기분도 가라앉아 출근도 등교도 다 귀찮아진다.

다음으로 나타나는 증상은 항중력근이나 자세를 유지하는 근육이 단련되지 못해 자세가 나빠지는 것이다. 수업 중에 똑바로 앉아 있지 못하고 자꾸 자세가 흐트러지는 아이들이 늘어난 이유도 세로토닌 신경의 약화와 관련이 있을 것이다.

통증 조절이 잘 되지 않는 것도 세로토닌 신경이 약해져서 나타나는 증상의 하나다. 이 때문에 뚜렷한 원인 없이 일어나는 두통이나 복통 같은 불쾌 증상을 호소하게 된다.

그 밖에 감정의 균형을 잃어 사소한 일에 크게 화를 내거나 반대로 조금만 좋은 일이 있어도 기분이 고조되어 지나치게 흥분하기도 한다. 감정의 기복이 너무 심하면 주위 사람들과도 잘 어울리지 못하게 된다.

등교를 거부하고 집에만 틀어박혀 소위 '은둔형 외톨이'로 지내는 중고생 중에는 집단 따돌림 같은 심각한 원인도 있지만 교우 관계로 고민하거나 수업을 잘 따라가지 못하거나 하는 사소한 스트레스가 원인인 경우도 많다. 정서적으로 불안정한 아이들은 원래부터 세로토닌 신경이 약하기 때문에 스트레스에 견디는 능력도 약하기 마련이다.

마음의 문을 닫고 집안에 틀어박혀 세상에 등을 돌리기 시작하면 곧 악순환에 빠지게 된다. 우선 실내에만 있으니 신체 활동이 거의 없다. 게다가 밤늦도록 깨어 있고 아침 늦게 일어나는 불규칙한 생활을 하게 된다. 이런 생활습관은 이미 약해져 있는 세로토닌 신경을 더욱 더 약하게 만든다. 이런 상태가 지속되면 세로토닌 신경은 최악의 상태에 이르게 된다. 사소한 일에도 분노를 억제하지 못하고 공격적인 행동으로 치닫게 되어 결국 가정 폭력으로까지 악화된다.

올빼미형 생활 석 달이면 우울증에 걸린다

●

은둔형 외톨이를 포함해 밤낮이 바뀐 생활을 석 달만 하면 유전자 전환*이 일어나 세로토닌 신경은 약해진 상태 그대로 고정된다. 만약 그런 생활이 더 오래가면 결국 그 영향은 신체적 정신적 불쾌 증상으로 나타나게 된다.

우선 아침에 잠자리에서 일어나는 것이 힘들고 쉬 피로를 느끼게 된다. 별것 아닌 일에도 화가 나고 그 분노를 억누를 수 없거나 반대로 쉽게 의기소침해지고 자주 우울한 기분이 든다. 이것이 다 세로토닌 신경이 약해졌다는 증거이다.

여기에 과도한 스트레스까지 지속되면 사태는 더 심각해진다. 도무지 해결될 기미가 보이지 않는 스트레스가 꼬리를 물고 이어지면 세로토닌 신경은 더욱 더 약해진다. 평소에 신체 활동이 적은 업무

---

*유전자 전환 : 어떤 유전자의 상태가 다른 대립 유전자의 상태로 이행하여 유전자 재조합이 일어나는 현상

를 오래 하거나 자주 밤늦도록 깨어있는 습관 때문에 세로토닌 신경은 이미 약해질 대로 약해져 있다. 이런 상태에서는 스트레스에 대한 내성이 떨어져 사소한 스트레스에도 견딜 수가 없게 된다.

스트레스를 받는 일이 자주 있더라도 평소에 세로토닌 신경을 단련해 두면 어느 정도는 대처할 수 있다. 그러나 세로토닌 신경이 약해져 있으면 스트레스의 직접적인 공격을 받게 된다. 쉬 피로하고 까닭 없이 우울하거나 갑자기 극도의 불안에 빠지는 공황 장애를 가진 사람이 갈수록 많아지는 이유도 그 때문이다.

지금 일본에는 우울증 환자가 600만 명이나 된다고 한다. 우울증은 이제 엄연한 생활습관병이다. 세로토닌 신경을 약화시키는 잘못된 생활습관이 그 주범이다. 우울증을 겪을 때는 세로토닌 신경이 약화된 상태가 지속된다. 그 때문에 부교감신경에서 교감신경으로 제대로 전환되지 못해 자율신경의 균형이 무너지게 된다. 따라서 활동적이어야 하는 낮에도 교감신경이 항진되지 못해 마치 잠자고 있을 때와 마찬가지의 상태가 된다.

우울증 환자는 늘 생기 있고 활동적인 사람에 비해 교감신경과 부교감신경의 작용 주기에 영향을 미치는 세로토닌과 멜라토닌의 작용 진폭이 작은 편이다. 따라서 낮에 교감신경이 우세해도 그 상태가 얼마가지 못하고 밤에 부교감신경이 우세한 시간도 짧다. 우울증에 걸리면 낮에는 활동성이 떨어지고 밤에는 숙면을 취하지 못하는 것은 이런 이유에서다.

온종일 책상 앞만 지켜야 한다고 불평해도 당장 직업을 바꿀 수 있는 것도 아니다. 또 갑자기 올빼미형 인간에서 종달새형 인간으로 거듭나기도 만만치 않다. 그러므로 각자 자신의 생활패턴에 맞추어 세로토닌 신경을 활성화할 수 있는 방법을 찾아 실천해야 한다. 그렇게라도 하지 않으면 세로토닌 신경은 걷잡을 수 없이 약해진다.

전전두엽의 기능이 떨어진다

●

세로토닌 신경이 약해지면 전전두엽의 기능도 떨어진다. 전전두엽은 인간이 다른 동물들보다 특별히 더 발달한 부분으로, 우리 인간을 인간답게 만들고 다른 동물과 구분 짓는 곳이다. 인간의 모든 행위를 최종적으로 명령하며 자발적 의지나 창조성, 감정의 조절 등 모든 인간적인 행동을 관장한다. 따라서 전전두엽의 기능이 떨어지면 적절한 감정 조절이나 유연한 사고, 복잡한 문제 해결을 비롯한 다양한 능력이 떨어지게 된다.

예를 들면 다음과 같은 일이 일어난다. 첫 번째는 '작업 기억'의 능력이 저하된다. 작업 기억은 주의나 집중에 관여한다. 인간은 눈이나 귀를 통해 들어온 정보를 이미 자신의 뇌에 축적돼 있는 정보와 비교하여 판단하고 그에 따라 행동한다. 예를 들어 운전 중에는 계속해서 어느 지점에서 핸들을 꺾어야 하는지 브레이크를 밟아야 하는지를 판단하여 목적지로 향한다. 그런 일련의 행동을 가능하게 하는 뇌의 기능이 '작업 기억'이다. 그것이 제 기능을 하지 못하면 판단력이나 집중력이 떨어져 상황에 맞는 적절한 행동을 할 수 없게 된다.

두 번째는 타인과의 원만한 의사소통이 곤란해진다. 언어는 의사소통의 중요한 수단이자 판단 도구이지만 우리는 상대의 말뿐만 아니라 표정이나 몸짓 같은 사소한 변화를 단서로 상대가 지금 어떤 기분인지 또는 왜 그런 태도를 취했는지를 추측한다. 이러한 뇌의 능력을 '공감 능력'이라고 부른다. 공감 능력에 의한 비언어적인 의사소통을 관장하는 곳은 전전두엽에 있다. 따라서 전전두엽의 기능이 떨어지면 다른 사람의 감정 상태와 교감하지 못하게 된다.

세 번째로 전전두엽은 자발성이나 의지를 관장하기 때문에 그곳

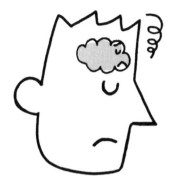

전전두엽의 기능이 떨어지면

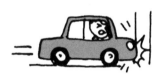

상황을 판단하는 능력이나 집중력,
주의력이 떨어져 사고 등이 일어나기 쉽다.

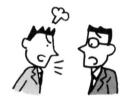

타인과의 의사소통이 원만하지 못해
자주 싸움이 일어난다.

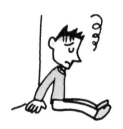

매사에 의욕이 없고 무기력해진다.
심하면 '은둔형 외톨이'가 되기도 한다

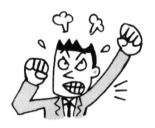

사소한 일에 크게 화를 내거나
폭력적인 행동을 하게 된다.

의 기능이 떨어지면 무엇을 하고자 하는 적극적인 마음이 생기지 않게 된다.

네 번째로 나타나는 것은 상황의 변화에 따라 유연하게 판단하고 결정하는 능력의 저하이다. 전전두엽은 인간의 기분이나 감정 조절을 관장하는데, 이것은 어떤 의미로는 거짓말을 하는 능력과도 관계가 있다. 물론 상대를 속이는 거짓말은 나쁘지만 상대를 객관적으로 이해하고 상황이나 맥락에 맞춰 말이나 태도를 바꿔 유연하게 대처하기 위한 방편으로 거짓말이 필요할 때가 있다. 특히 직장 같이 사회생활을 하는 곳에서는 이런 경우가 드물지 않다.

자신에게도 거짓말을 할 때가 있다. '본래 이래서는 안 되지만 현실적으로는 어쩔 수 없는 상황이니 우선 이렇게 해보자'는 식으로 말하는 것이다. 선의의 거짓말이기는 하나 어느 정도는 스스로를 속이는 셈이다. 좋게 말하면 기분을 바꾸고 유연하게 사고하여 현실적인 대처를 하는 것인데, 전전두엽의 기능이 떨어지면 이런 인지적인 유연함을 잃게 된다.

다섯 번째로 나타나는 증상은 이성적인 판단이나 자제심을 잃는 것이다. 감정을 억제하지 못해 지나치게 화를 내거나 폭력적이 되기도 한다. 그 폭력이 자기 자신을 향하면 심각한 경우에는 자살에 이르기도 한다.

상황의 변화에 따라 판단과 결정을 바꾸는
전환 능력이 필요하다

●

앞에서 설명했던 다섯 가지 증상은 주로 전전두엽의 기능 저하에서 비롯되는 것이다. 그러나 세로토닌이 뇌 전체로 영향을 미친다는 점에서 세로토닌 신경의 약화는 다섯 가지 증상 모두와 관련이 있다. 맨 처음 들었던 작업 기억은 세로토닌과 직접적인 관계는 없다고 하지만 나머지 네 가지 기능이 떨어지면 당연히 판단 능력이 떨어지게 되므로 관련성을 부정하지 못한다.

특히 네 번째로 들었던 '상황에 따라 유연하게 감각이나 운동 반응을 조절하는 전환 능력'은 세로토닌과 밀접한 관련이 있다. 이는 세로토닌과 우울증과의 관계를 통해 밝혀진 사실이다. 전환 능력이란 현실적인 상황이나 맥락에 맞춰 자신의 반응(출력)을 바꾸어 나타낼 수 있는 능력이다. 전환 능력을 조절하는 세로토닌 신경이 약해지면 기분이나 감정을 바꾸어 현실에 유연하게 대응하기가 어려워진다.

자살한 사람 중에는 평소에 진지하고 성실한 사람이 많다고 하는 이유도 그들이 평소에 모든 문제를 너무 직접적으로 받아들이기 때문이 아닐까 싶다. 현실적으로 해결이 곤란한 문제에 부딪혔을 때는 거짓말로 살짝 자신을 속이는 것도 지혜이다. 고민한들 결코 해결되지 않을 것이라고 생각하다 결국 우울증에 이르게 된다.

우울증은 자살의 큰 원인이기도 하다. 지금부터 20~30년 전에 자살과 신경전달물질과의 상관관계를 밝혀내기 위해 자살한 사람의 뇌를 부검했다. 그 결과 자살자의 뇌에서 세로토닌이 감소돼 있는 것이 확인됐다. 이를 바탕으로 자살이 세로토닌 신경의 약화와 관련이 있을 것으로 추측되고 있다.

우울증 환자의 뇌에도 세로토닌이 감소돼 있다는 연구 결과가 있다. 세로토닌의 재흡수를 억제해서 뇌 속에 있는 세로토닌의 감소를 막는 세로토닌 재흡수 억제제(SSRI)가 우울증 개선에 효과가 있다는 사실이 우울증과 세로토닌과의 상관관계를 입증한다. 세로토닌 신경이 극단적으로 약해져 있으면 현실에서 부딪히는 문제에 유연하게 대처하는 능력이 소실되기 때문에 경우에 따라서는 자살에 이르기도 한다.

세로토닌 신경의 약화로 일어나는 질병

●

세로토닌 신경이 약해져서 일어나는 질병에는 우울증 외에도 공황장애, 섭식장애, 만성피로증후군 등이 있다. 이중 만성피로증후군은 원인불명의 극심한 피로가 6개월 이상 지속되는 질환으로 최근 들어 더욱 늘어나고 있다. 심하면 비정상적으로 탈진하거나 기운이 없어 업무는커녕 스스로 식사도 못할 만큼 쇠약해져 일상생활에 지장을 받는 경우도 있다.

만성피로증후군은 증상은 있지만 검사를 받아도 신체적으로나 정신적으로 피로를 유발할만한 특별한 원인이 발견되지 않는 경우에 주로 내려지는 병명이다. 우울증과 유사한 증상이 나타나거나 실제로 우울증을 동반하는 경우가 많다고 한다. 최근에 우울증 치료제인 SSRI가 만성피로증후군에도 효과가 있는 것으로 밝혀지면서 만성피로증후군이 세로토닌 신경의 장애로 인한 질환이라는 견해가 일반화되고 있다. 물론 증상이 매우 심한 경우는 세로토닌 신경과의 관계만으로는 다 설명하지 못하는 부분도 있다.

현대인의 생활은 그 자체로써 세로토닌 신경을 약화시켜 전전두엽의 기능마저 떨어뜨리고 있다. 그런 상황이 더 이상 진행되지 않도록 평소에 적극적으로 세로토닌 신경을 활성화해 두어야 한다.

Chapter
6

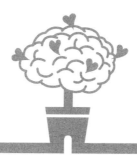

세로토닌
'뇌' 활성법으로
원만한
대인관계 맺기

01

스트레스,
그대로 두면
위험하다

셀리의 적응증후군

●

한스 셀리(Hans Selye) 박사는 스트레스의 개념과 이론의 창시자로 스트레스 학설을 처음으로 제창했다. 그는 우리 신체와 뇌가 스트레스에 공통된 반응을 나타낸다는 사실을 밝혀내고 이를 '적응증후군'이라고 이름 붙였다.

셀리는 동물을 대상으로 다양한 실험을 했다. 예를 들면 몇 시간이고 계속 헤엄치게 만드는 '강제 유영'이란 실험이 있다. 이때는 육체적으로뿐만 아니라 공포감까지 더해지기 때문에 극심한 스트레스를 느끼게 된다. 또 추운 곳에 며칠이고 방치하거나 더 심하게는 움직임을 제한함으로써 정신적 스트레스를 포함한 가혹한 환경을 견뎌

내도록 했다. 또 직접적으로 육체적 고통을 지속해서 가하는 실험도
했다.

그 결과 놀라운 사실이 밝혀졌다. 스트레스의 종류와 상관없이 뇌
와 신체에 동일한 현상(반응)이 나타난 것이다. 특히 다음의 세 가지
생체 반응이 두드러졌다.

첫째로 위궤양이 생긴다. 스트레스를 받았던 동물을 죽기 전에 조
사했더니 중증의 심각한 위궤양을 앓고 있었다.

둘째는 면역 기능이 떨어진다. 스트레스를 받으면 면역 세포가 생
성되는 흉선이나 림프샘에 위축이 일어나 면역력이 약해진다.

셋째로 부신피질이 비대하여 스트레스 호르몬으로 불리는 부신피
질 호르몬이 다량으로 계속 분비된다. 이 현상은 세로토닌과 관련이
있다.

셀리의 이런 발견은 뇌의 스트레스 회로에 관한 본격적인 연구를
하게 되는 계기가 되었다. 그 연구 결과 뇌하수체 전엽에서 나오는
'부신피질자극호르몬(ACTH, adrenocorticotrophic hormone)'이라는 물질
이 부신을 자극하여 스트레스 호르몬인 부신피질 호르몬을 분비시
키는 것으로 밝혀졌다.

뇌하수체 위의 시상하부에 있는 실방핵(室旁核, 포유류, 조류, 파충류의 간뇌 시상하부 제3뇌실 주위에 존재하는 신경핵)이 스트레스의 중추임이 밝혀지면서 현재는 시상하부→뇌하수체→부신피질의 세 가지 경로를 '스트레스 회로'라고 한다. 스트레스 회로는 시상하부(hypothalamus), 뇌하수체(pituitary gland), 부신피질(adrenal cortex)을 나타내는 영문명의 머리글자를 따서 'HPA축'으로도 부른다.

HPA축에 관한 이론은 이미 20~30년 전에 확립되었으며, 현재는 스트레스를 받으면 그 내용에 관계없이 이 'HPA축'의 흐름이 일어난다는 것이 정설이 되었다. 이제는 'HPA축'의 마지막 단계인 부신피질에서 분비되는 스트레스 호르몬인 코티솔(cortisol, 스트레스 등 외부 자극에 맞서 신체가 대항하도록 하는 호르몬)을 측정하면 스트레스가 생겼는지의 여부를 알 수 있게 되었다.

스트레스와 세로토닌

●

스트레스 호르몬인 코티솔과 세로토닌과의 관계를 밝히려는 연구가 활발하게 진행되었지만 한동안은 그 관계를 명확히 설명할 만한 결과를 얻지 못했다. 그러던 중 최근 들어 연구가 발전하면서 코티솔이 직접적으로 세로토닌 신경에 영향을 미치는 것은 아니라는 결론에 이르렀다.

그 계기가 된 것은 앞서 언급했던 자살자의 뇌에 대한 부검 소견이다. 자살한 사람의 뇌에서 세로토닌과 관련된 세로토닌 신경과 세로토닌 수용체, 뇌에 있는 세로토닌의 양 등을 조사한 결과 세로토닌 신경에 일어난 기능적인 장애로 인해 세로토닌의 분비량이 감소한 것으로 나타났다.

그 메커니즘은 차츰 해명되었다. 시상하부의 실방핵은 스트레스 회로인 'HPA축'의 기점인데, 스트레스를 받으면 실방핵의 신경이 세로토닌 신경을 직접 억제한다. 스트레스가 해소되지 않고 오래가면 세로토닌 신경은 그만큼 오랫동안 실방핵 신경의 직접적인 억제를 받아 약해지게 된다.

시상하부의 실방핵은 스트레스 호르몬의 분비를 촉발하고 그와 동시에 세로토닌 신경을 억제하는 작용을 한다. 다시 말해 아예 스트레스 회로의 초기 단계에서부터 신경세포 수준에서 세로토닌 신경을 억제해 버리는 것이다.

예를 들어 당장은 처리하기 어려운 과중한 업무를 맡았거나 가까운 사람을 잃었거나 하여 한동안은 해소되지 못하는 스트레스로 고민하면 'HPA축'이 계속 반응하게 되어 결국 위궤양이 생기거나 면역력이 떨어져 병에 걸리고 혈압도 높아진다. 이때 찾아오는 우울감은 스트레스로 인해 세로토닌 신경이 억제되어 나타나는 것이다.

우선 우리 뇌 속에 세로토닌 신경을 적극적으로 약하게 만드는 회로가 존재한다는 사실부터 확실히 알아둔다. 정신적인 스트레스와 육체적인 피로가 오래 지속되면 세로토닌 신경은 점점 더 약해진다.

피로가 세로토닌 신경의 활성화를 억제한다

●

짧은 시간에 강한 운동을 하면 근육 속에 산소가 부족해져 포도당이 완전히 분해되지 못하고 젖산으로 축적된다. 포도당의 불완전 연소로 생성되는 젖산은 근육에 쌓여 피로감을 느끼게 한다. 그런데 젖산은 근육뿐만 아니라 운동을 명령한 뇌로 나오기도 한다. 장시간의 격렬한 운동으로 생기는 육체적인 피로나 한시도 쉬지 않고 두뇌 활동을 했을 때 생기는 정신적인 피로가 원인이다. 그런데 뇌 속의 젖산이 세로토닌 신경의 활동을 약하게 한다. 마라톤을 예로 들어 그 원리를 살펴보자.

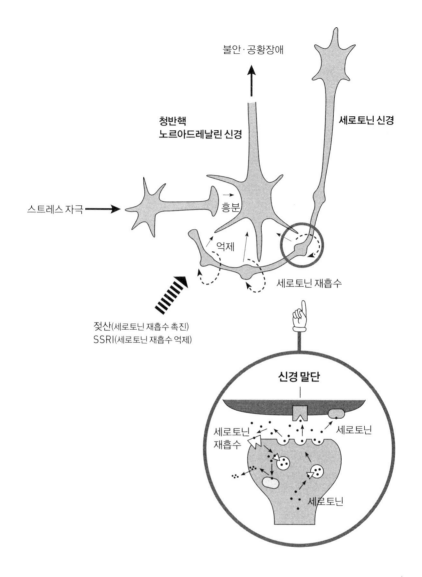

불안·공황장애

청반핵
노르아드레날린 신경

세로토닌 신경

스트레스 자극 →

흥분

억제

세로토닌 재흡수

젖산(세로토닌 재흡수 촉진)
SSRI(세로토닌 재흡수 억제)

신경 말단

세로토닌
재흡수

세로토닌

세로토닌

〈세로토닌 신경과 피로의 관계〉

마라톤도 리듬 운동이므로 달리기 시작해서 20~30분간은 세로토닌 신경이 크게 활성화된다. 뇌에서는 신경 말단으로부터 시냅스 틈으로 세로토닌이 계속 방출되고 이를 수용체가 받아들이므로 활력이 생긴다. 이때 여분의 세로토닌은 세로토닌 수송체로 재흡수된다. 세로토닌을 다시 이용해서 세로토닌의 공급을 일정하게 유지하기 위해서다.

그런데 오랜 시간 마라톤을 하면 서서히 피로해지면서 젖산이 생성된다. 피로가 쌓이면 젖산은 근육뿐만 아니라 뇌로도 나온다. 그런데 이 뇌로 나온 젖산이 세로토닌 수송체에 작용하여 필요 이상으로 재흡수를 촉진한다. 선택적 세로토닌 재흡수 억제제(SSRI)가 세로토닌의 재흡수를 방해하여 결과적으로 시냅스에서의 세로토닌 농도를 높이고 수용체와 결합하는 세로토닌의 양을 늘리는 효과를 내는 것과 정반대의 작용을 하는 것이다. 뇌로 나온 젖산으로 인해 세로토닌 신경이 약해지면 결국 '힘들어서 더는 못하겠다'는 상태가 된다.

세로토닌이 아무리 많이 분비돼도 뇌로 나온 젖산의 작용으로 곧 재흡수 되기 때문에 분비량이 감소한 것과 마찬가지 상태가 된다. 결국 세로토닌은 세로토닌 수용체로 충분히 전달되지 못하게 된다. 이럴 때는 뇌에 축적된 세로토닌도 소용이 없다. 신경전달물질로서의 역할이 억제되기 때문이다. 의욕을 일으켜야 할 세로토닌 신경이 피로물질인 젖산에 의해 억제되고 있어 피로감이 배가 된다. 이 때문에 세로토닌이 피로 물질이라는 오해를 받기도 한다.

장시간 헤엄을 치거나 달려야 하는 운동은 육체적인 피로 외에 스트레스도 함께 유발한다. 운동의 강도나 지속 시간이 어느 한계를 넘으면 오히려 세로토닌 신경의 활동이 억제되므로 득보다 실이 더 큰 셈이다.

리듬 운동이 세로토닌 신경의 활성화에 효과가 있다고 해도 지나치면 과도한 피로를 일으켜 역효과다. 세로토닌 신경을 활성화할 목적으로 운동을 할 때는 기분 좋을 정도의 적당한 수준을 유지해야 한다. '더는 못하겠다'고 생각하면서도 억지로 계속한다면 피로에 스트레스까지 겹쳐 다양한 문제가 일어나게 된다.

스트레스에 약한 현대인

●

현대 생활은 이미 세로토닌 신경을 약화시키는 요소들로 가득하다. 그러나 과거에는 그렇지 않았다. 옛날 사람들은 세로토닌의 존재나 작용 따위는 알지도 못했다. 그러나 농촌에서는 아침 일찍부터 햇빛을 받아가며 논과 밭에서 몸을 움직여 일했다. 생활 자체가 세로 토닌 신경의 활성화에 알맞은 조건들을 갖추고 있으므로 그만큼 스트레스에 대한 내성도 강하다.

옛날 사람들은 지금처럼 영양이 풍부한 음식을 먹거나 편리한 생활용품이나 가전제품의 혜택을 누리지 못했다. 게다가 의료 기술도 발전하지 못해 고치지 못하는 병도 많았고 지금만큼 오래 살지도 못했다. 이처럼 옛날 사람들은 지금보다 훨씬 더 고달픈 삶을 살았어도 결코 현대인만큼 스트레스에 약하지 않았다.

현대 사회가 과거보다 훨씬 더 복잡하고 각박한 것은 사실이지만 일상에서 겪는 크고 작은 시련이나 고난은 과거에 견줄 바가 못 된다. 현대인이 사소한 스트레스에도 힘겨워 하는 것은 스트레스가 옛날보다 많아서가 아니라 현대인이 제 스스로 세로토닌 신경을 약화시키는 생활로 얻은 자업자득인 것이다.

02

효과적인
스트레스
해소법

스트레스에 당당히 맞선다

●

 석가모니가 고통을 통해 깨달음을 얻는 수행의 과정은 끝없는 시험을 이겨내야 하는 스트레스의 연속이었다. 6년이나 이어진 고행에는 세상만사와 질병, 죽음을 고민해야 하는 정신적 스트레스에 추위와 배고픔을 견디며 가시덤불에서 잠자는 육체적 스트레스까지 더해졌다.

 혹독한 수행에도 그 스트레스를 해결하는데 이르지 못했던 석가모니는 마침내 좌선을 시작하고 나서야 비로소 깨달음을 얻게 되었다. 좌선과 호흡을 통해 그 때까지 자신을 괴롭혔던 모든 번민을 다스리고 괴로움과 근심을 있는 그대로 받아들이는 경지에 이르게 된 것이다. 이를 통해 삶이 곧 고난이라는 것을 흔쾌히 인정했다. 삶에는 이런 저런 스트레스가 존재하기 마련이므로 그렇게 알고 받아들인 것이다.

현대인의 일상은 늘 스트레스에 노출돼 있다. 특히 타인과 사회를 이루며 살아가는 한 스트레스를 없애기란 불가능하다. 의도하지 않았더라도 결국은 세로토닌 신경을 약화시키는 방향으로 나아가고 있는 셈이다. 그러한 만큼 세로토닌 신경을 활성화하는 것에 더더욱 게으르면 안 된다.

능동적으로 살 수 있는 힘을 회복해야만 스트레스에 짓눌리지 않는다. 이것이 바로 석가모니가 주신 가르침이다. 가까이에서는 스님들의 생활에서 이런 지혜를 배울 수 있다.

생활습관을 점검한다

●

감당 못할 만큼 큰 스트레스라도 달리 피할 방도가 없다면 맞설 수밖에 없다. 이때 내가 할 수 있는 최선의 방법은 생활 속에서 세로토닌 신경을 지속적으로 활성화하는 것이다. 스트레스는 직접적으로 세로토닌 신경을 약화시키기 때문이다.

우리는 날마다 이런 저런 스트레스를 겪는다. 그 중 작은 스트레스들은 적당히 해결하고 지낸다. 그렇다고 꼭 스트레스를 이겨야 하는 것은 아니다. 스트레스에 적절히 대응할 수 있는 능력을 갖추면 된다. 스트레스를 받았다고 그 자리에서 분노를 터뜨리거나 충동적인 행동을 저지르지 않는 것이나 금세 의기소침하지 않는 것도 알고 보면 어느 정도 스트레스를 해소하며 살고 있기 때문이다.

물론 가까운 사람을 잃었거나 도무지 해결될 기미가 보이지 않는 큰 근심거리를 떠안게 되면 한동안은 그 스트레스에서 벗어나지 못하게 된다. 이런 상태에서 세로토닌 신경이 약해지는 것은 당연하지만 그렇다고 그대로 두었다가는 며칠이고 집안에 틀어박혀 지내다 결국 은둔형 외톨이가 되거나 술에 빠져 밤낮이 바뀐 생활을 하게 된다. 이미 약해질 대로 약해진 세로토닌 신경을 최악의 상태로 몰아가는 짓이다. 스트레스를 제대로 다스리지 못하면 결국 이런 위기에 빠지게 된다.

그럴 때는 의사와 상담을 하거나 약을 처방받아 더 이상 세로토닌 신경이 약해지지 않도록 하는 처치도 필요하지만 우선은 스스로 할 수 있는 것부터 찾아 해 본다. 물론 큰맘 먹고 밖으로 나와 햇빛을 받으면서 뛴다고 해서 금세 기분이 밝아지거나 그때까지 나를 짓누르던 스트레스가 말끔히 사라지는 것은 아니다. 그렇다고 멈추면 안 된다. 스트레스의 무게만큼 회복 시간은 길겠지만 계속하다 보면 세로토닌 신경은 더 이상 약해지지 않을 것이다. 서서히 내 안에서 스트레스에 대처하는 힘이 생겨날 것이다.

압박감과 긴장감을 줄여주는 호흡법

●

지금 회사의 중역들 앞에서 오랫동안 준비했던 기획안을 발표하거나 중요한 거래에서 마지막 협상을 한다고 상상해보자. 일시적인 것이기는 하나 매우 심한 압박감을 느낄 것이다. 긴장으로 심장은 쿵쾅거리고 입도 바짝바짝 마른다. 지극히 당연한 반응인데도 그대로 받아들이지 못하고 아무렇지도 않은 듯이 보이려고 자꾸 조바심을 내게 된다. 그러다보면 머릿속은 백지처럼 하얘지고 말도 더듬는다. 나중엔 터무니없는 실수까지 저지르게 된다.

정도의 차이는 있으나 일상에서도 여러 가지 일로 크고 작은 부담감을 느끼게 된다. 불안이나 두려움을 느끼면 노르아드레날린 신경이 항진되기 때문에 쉽게 패닉 상태에 빠지게 된다. 위기에 빠지면 우리 뇌는 노르아드레날린의 분비를 늘려 그것에 대처하게 한다. 위험한 상황에서 나도 모르게 불끈 힘이 솟는 것도 바로 그 때문이다.

그러나 처음에 들었던 예 정도의 압박감을 느끼는 상황이라면 문제는 간단하다. 해결에 필요한 것은 그 상황을 온몸으로 막아내는 힘이 아니라 냉정한 판단력이기 때문이다. 성질 급하게 행동하거나 지나치게 흥분하는 것은 아무런 도움이 못된다.

이런 상황에서 평상심을 회복하게 하는 것도 세로토닌이다. 따라서 긴장이나 압박감이 클수록 세로토닌 신경을 활성화해야 한다. 예를 들어 천천히 수를 세면서 숨을 고르거나 좌선을 하거나 조깅 같은 가벼운 리듬 운동을 한다. 껌을 씹는 것도 좋다. 내게 맞는 방법을 찾아 적극적으로 해야 한다.

야구를 예로 들어보자. 9회 말이다. 한 점만 더 내주면 역전패하고 반대로 잘만 막아내면 승리할 수도 있는 상황이다. 마지막 수비를 위해 마운드에 오르는 투수는 엄청난 부담감을 어깨에 지고 공을 던져야 한다. 이럴 때도 마찬가지이다. 긴장감을 이겨내고 원하는 목적을 이루려면 세로토닌 신경을 미리 활성화해 두어야 한다. 그래서 투수들은 자신의 등판 순서보다 훨씬 더 미리 몸을 풀고 투구 연습을 한다. 동시에 정신적인 준비도 한다.

세로토닌 신경이 뭔지 모르더라도 투구 연습은 리듬 운동이고 공을 던지기 전에 숨을 고르는 것은 세로토닌 호흡이다. 승부 세계에서 어느 정도의 긴장감은 도움이 될 수 있지만 지나치면 팔에 힘이 들어

가거나 몸이 굳어버려 평소의 실력을 발휘하지 못하게 된다. 그 균형을 조절하는 것이 세로토닌이다.

　메이저리거였던 하세가와 시게토시(長谷川 滋利) 투수는 아이들에게 야구를 가르치면서 기술보다 호흡법을 먼저 지도한다고 한다. 경기 전에 숨을 길게 내쉬는 호흡을 하면 성적도 좋아진다고 한다. 실제로도 야구 경기에서 대부분의 투수는 공을 던지기 전에 의식적으로 숨을 길게 내쉰다. 호흡으로 긴장감을 다스리면 마음이 차분해지기 때문이다.

　세계적인 지휘자 카라얀도 무대에 오르기 전에 요가를 했다고 한다. 요가를 통해 세로토닌 신경을 활성화하여 지휘에 임하는 마음의 자세를 가다듬었을 것이다. 이렇듯 직장이나 사회에서 압박감과 긴장감을 극복하고 높은 성과를 이뤄내는 사람들은 경험을 바탕으로 세로토닌 신경을 활성화하는 나름의 방법을 찾아 적극적으로 실천하고 있음이 분명하다.

　리듬 운동이나 그 밖의 다른 방법도 좋지만 가장 간편한 것은 세로토닌 호흡이다. 연설이건 시합이건 시작 30분 전부터 하는 것이 효과적이다. 긴장감이 최고조에 이르렀을 때는 배 근육을 사용해서 의식적으로 날숨을 길게 하는 복근 호흡을 여러 차례 한다. 그러면 한결 마음이 차분해질 것이다.

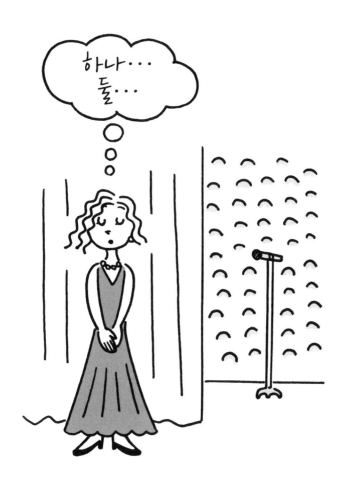

03

대인관계가
원만하지 못한
이유

정서불안이 대인관계의 불화를 야기한다

●

주변을 보면 늘 어두운 표정으로 사소한 일에도 안절부절 못하고 불안해하는 사람이 있다. 그런 사람은 대개 감정이 불안정하고 스트레스 조절도 서툴다. 그러니 누구 하나 선뜻 다가서려고 하지 않는다. 그 반대도 있다. 능숙하게 감정을 조절하고 스트레스를 다스릴 줄 아는 사람은 인기도 많다.

대인관계가 원만한 사람들은 정서가 안정돼 있다. 반듯한 외모에 상냥하고 너그러운 성품을 갖추고 업무 능력까지 뛰어나다면 더 이상 바랄 것이 없다. 반대로 분노를 조절하지 못하는 사람은 어렵게 쌓은 대인관계도 허무할 만큼 한 순간에 무너뜨리고 만다.

분노나 불안에 휩싸이면 뇌의 노르아드레날린 신경이 활성화되어 노르아드레날린이 왕성하게 분비된다. 그 결과 화를 억누르지 못하고 충동적인 행동을 하게 된다.

세로토닌 신경은 노르아드레날린 신경을 억제하는 기능이 있다. 따라서 세로토닌 신경을 활성화해 두면 곧 분노가 폭발할 듯한 상황에서도 재빨리 평상심을 회복할 수 있다. 그러나 세로토닌 신경이 약해져 있으면 감정이나 충동 성향을 제대로 조절하지 못한다. 예를 들어 비좁은 지하철 안에서 다른 사람과 몸이 부딪히면 불쾌감을 느끼게 마련이지만 웬만하면 참고 넘어갈 때가 많다. 그러나 세로토닌 신경이 약해지면 그런 상황조차 견디지 못해 번번이 화를 내거나 공격적인 행동을 하게 된다.

화를 못 참는 것은 반항기 청소년에게만 해당하는 문제가 아니다. 어른들도 마찬가지이다. 타인과의 의사소통 과정에서 스트레스를 느꼈을 때 곧바로 상대에게 불같이 화를 내서 그 상황을 해결하려는 것은 일종의 '충동적 분노(불만이나 분노를 내면에 억제하지 못하고 갑자기 한꺼번에 폭발해 내는 순간의 상태)'이다. 약해진 세로토닌 신경이 노르아드레날린 신경을 제대로 억제하지 못하자 스트레스에 대한 반응을 적절히 조절할 수 없게 돼서 일어나는 현상이다.

'충동적 분노'는 타인에게 공격적인 행동으로 표출되지만 그것이

만약 자신을 향해 폭발하면 '자살'이라는 극단적인 경우도 발생할 수 있다. 그러나 세로토닌 신경이 활성화되면 화를 누르지 못해 타인에게 폭력을 휘두르거나 충동적인 자살로 치닫는 일은 일어나지 않는다.

분노와 불안의 생리적 메커니즘

●

화가 나거나 스트레스를 받았을 때 일어나는 반응의 하나로 흔히 '아드레날린이 나온다'고 말한다. 아드레날린은 스트레스 호르몬의 하나로 부신수질에서 분비된다. 앞서 언급했던 스트레스 호르몬인 코티솔은 아드레날린과 달리 부신피질에서 나온다.

부신수질은 교감신경의 연속적인 구조이다. 교감신경이 자극되면 부신수질에서 아드레날린이 나와 혈액을 순환한다. 분노나 불안 같은 강한 스트레스에 대한 초기 반응이다. 한편 노르아드레날린은 신경전달물질로, 뇌의 '청반핵'에 있는 노르아드레날린 신경에서 나온다.

부신수질에서 아드레날린이 분비되면 그와 동시에 뇌에서 노르아드레날린이 나온다. 아드레날린이 분비되면 운동 기관에 대한 혈액 공급이 늘어나 혈압이 오르고 가스 교환 효율을 높이기 위해 호흡이 빠르고 거칠어진다. 또 뇌 기능이 활성화될 때 일어나는 반응으로 동공이 커진다. 쉽게 말해 흥분 상태가 되는 것이다.

노르아드레날린은 뇌의 명령인 셈인데 직접 교감신경을 작동시켜 아드레날린과 마찬가지의 기능을 한다. 진화론적으로 볼 때 노르아드레날린이나 아드레날린은 모두 동물이 적으로부터 제 몸을 지키거나 먹잇감을 쫓을 때 온몸의 기관이 즉시 그것에 대응하도록 반응을 일으키는 역할을 한다. 그래서 지금도 인간은 분노나 공포에 사로잡히면 얼굴이 새빨개지고 심장이 쿵쿵거리며 화가 치밀어 오르고 심해지면 상대를 공격하게 된다.

아드레날린의 작용 시간은 길어도 1시간 정도이며 대부분 5~10분이면 끝난다. 세로토닌 신경이 활성화되면 신속하게 평상심을 회복할 수 있으므로 혹여 노르아드레날린 신경이 작용하거나 혈액 속에 아드레날린 농도가 증가해도 분노나 공포, 불안 등의 감정을 재빨리 억제할 수 있다.

04

대인관계를
성공적으로
이끄는 삶

나쁜 감정은 가슴에 담아두지 않는다

●

　스트레스에 시달리다 보면 타인과 잘 어울리지 못하고 때론 마음을 굳게 닫아걸기도 한다. 세로토닌 신경이 약해져서 감정 조절이 잘 되지 않기 때문에 감정의 기복도 심해진다.

　반대로 세로토닌 신경이 활성화돼서 감정이 한결같고 안정적인 사람은 대인관계로 고민하는 일이 드물다. 물론 그런 사람도 희로애락은 느끼며 산다. 그러나 화를 내도 금세 풀려서 뒤끝이 없다. 곱씹어 생각해서 원망하는 일 따위도 없다.

　그 때 느낀 감정은 그 때 표출하도록 한다. 그러고 나서 기분을 바꾼다. 집착을 버리고 그냥 흘러가도록 내버려 두는 것이 중요하다. 모든 일에는 희로애락의 감정이 따르므로 어떤 특별한 감정에 사로잡히면 문제가 생긴다. 물론 기쁨이나 즐거움 같은 바람직한 감정들만 지속되면 좋겠지만 그런 감정은 어차피 순간적인 것이다. 깊이 빠지기 쉬운 감정은 분노나 슬픔이다. 그것을 그대로 흘려보내지 않으면 가슴 속에 증오와 원망만 무성해진다.

이런 이야기가 있다. 어떤 한 외국인이 사찰에 수행을 하러 와서는 음식에다 우유를 섞어 놓았다. 이를 본 스님이 그를 꾸짖었다. 다음날도 그 외국인은 똑같은 짓을 했다. 그랬더니 또 스님이 그를 꾸짖었다. 그 다음 날에도 그 외국인은 똑같은 짓을 했고 스님도 또다시 그를 꾸짖었다.

스님은 순간적으로는 화가 났지만 그때뿐이었다. 보통은 "어제도 그런 짓을 하더니만", "아니, 도대체 몇 번을 말해야 알아듣겠는가?"라며 크게 혼을 낼 것이다. 그래도 계속 같은 짓을 하면 "어떻게 아직도 모른단 말인가?"라며 분노를 터뜨릴 것이다.

특히 아이들은 여러 번 주의를 주어도 같은 실수를 할 때가 많다. 그 때마다 부모들은 으레 "지난번에도 말했었지? 그래도 아직 몰라?"라며 과거에 있었던 일까지 들먹이며 화를 낸다. 화가 화를 부르는 법이다. 상대의 실수를 낱낱이 들춰내다 결국은 제 스스로 화를

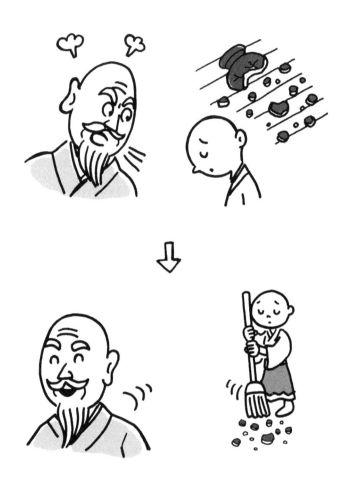

그때 일은 그때로
끝을 맺는다.

폭발시키게 된다.

그러나 이 스님은 그 때 일은 그 때로 끝을 맺었다. 상대나 그가 한 짓에 대해 집착하지 않고 기분을 새롭게 바꾸었다. 세로토닌을 활성화해서 감정이 안정되면 우리도 그렇게 할 수 있다. 화가 나지 않는 것이 아니라 그 화를 계속 가슴에 담아두지 않고 흘려보낼 수 있다는 뜻이다.

늘 '지금'을 살아간다

●

집착이 집념을 낳는다. 쏘아 놓은 살이요 엎질러진 물이니 과거의 실패나 불행을 지금 후회하고 원망해도 소용이 없다. 원망은 잠깐이면 된다. 그것에 매달려 마음을 쏟다보면 상대에 대한 분노만 자라나고 그러다 결국 제 자신에게 화살이 돌아간다. 집착이 강하면 좋은 일이건 나쁜 일이건 되새김질하는 버릇이 생긴다.

울고 웃는 것은 순간이다. 끓어오르는 화도 시간이 좀 지나면 가라앉기 마련이다. 집착을 버리면 좋은 일로 크게 기뻐해도 잠시 후에는 모두 다 잊고 다시 원래의 모습으로 돌아온다. 과거에 연연하거나 미래에 불안해하지 않고 늘 '지금'을 살아가기 때문이다.

　바로 이것이 원만한 대인관계를 유지하는데 매우 중요한 점이다. 특히 다른 사람의 위에 서는 입장이라면 이런 자세가 더욱 더 필요하다. 세로토닌 신경이 활성화돼 있지 않으면 아랫사람의 실수에 너그럽지 못하고 노발대발 화를 내거나 과거에 저지른 실수까지 들먹이며 비난하기 마련이다. 그러면 대인관계는 갈수록 틀어지고 아랫사람을 이끌거나 키울 수가 없게 된다.

공감 능력을 키운다

●

　세로토닌 신경을 활성화하면 타인과 감정을 교감하는 공감 능력이 높아진다.

　내 연구실에서는 스님의 독경을 듣고 그 반응을 조사하는 실험을 한다. 그런데 실험을 마치면 왠지 의식이 달라진 느낌이 든다. 상대방의 마음이 보이기 때문이다. 그렇다고 누군가의 속내가 그대로 들여다보이는 것은 아니다. 상대의 표정이나 시선, 태도나 자세 같은 언어 외적인 요소에서 상대가 지금 어떤 감정 상태에 있는지를 아는 것이다. 간단히 말해 비언어적 소통력인 공감 능력이 높아진다.

꼭 독경을 듣지 않아도 사람들은 대개 상대의 얼굴이나 몸짓을 보면 기분의 변화를 읽어낼 수 있다. 이는 어릴 적부터 자연스럽게 몸에 밴 능력이다. 앞서 말했듯이 이런 공감 능력을 주관하는 곳은 뇌의 전전두엽이다. 세로토닌 신경이 활성화되면 전전두엽의 기능도 활발해지기 때문에 공감 능력도 발달하는 것으로 생각된다. 위 실험에서도 바로 이런 점을 확인했다.

'마음 이론(Theory of mind)'이란 것이 있다. 다른 사람이 어떻게 생각하고 느끼는지를 상대방 입장에서 생각할 수 있는 능력이다. 마음 이론이 발달하면 다른 사람의 심적 변화를 유추하고 자신과 다른 생각을 가진 것을 흔쾌히 받아들일 수 있다. 이런 능력은 전전두엽의 넓은 부위에서 일어나는 활동에서 비롯된다. 내가 말하는 공감 능력은 이 마음 이론과 공통점이 많다.

우울증이 생기면 전전두엽의 기능이 전반적으로 저하되기 때문에 타인에 대한 흥미를 잃는다. 하물며 타인의 기분을 이해하기란 불가능하다. 그러나 세로토닌 신경이 활성화되면 전전두엽의 기능이 활발해지므로 그에 따라 공감 능력도 높아지게 된다. 이런 공감 능력은 원만한 대인관계를 위해 반드시 필요하다.

이 책에서는 세로토닌 신경을 활성화하면 우리 몸과 마음에 어떤 변화가 일어나고 어떤 점이 이로운지를 다양한 관점에서 설명했다. 반대로 세로토닌 신경이 약해지면 구체적으로 어떤 증상이 나타나는지를 현대인의 생활습관에 비추어 설명했다.

세로토닌 신경을 활성화하는 방법은 의외로 어렵지 않다. 습관으로 삼아 매일 꾸준히 실천하여 '세로토닌 활성 뇌'를 만들고 그 효과를 누리며 오래오래 건강한 모습으로 활기찬 삶을 살기 바란다.

지금 우리에겐 엔도르핀보다
세로토닌이 더 유용하다

요즘은 뭐든 내 탓보다 남 탓 하며 산다지만, 꼭 그렇지만도 않다. 가끔은 '남의 눈의 티끌'보다 '내 눈의 들보'가 더 크고 잘 보일 때가 있다. 알고도 못 고치는 자신의 성격과 습관의 문제점이 바로 그것이다.

늘 별것 아닌 일로 스트레스를 받고, 어쩌다 들은 충고 한 마디는 뼛속까지 파고든다. 축 처진 어깨에 구부정한 자세로 세상 고민 다 지고 사는 모습은 내가 봐도 한심하다. 평소에는 짜내도 안 나오던 기운은 하필 꼭 사소한 언쟁에서 발휘된다. 욱하는 성질을 다스리지 못해 주먹다짐까지 벌이고는 두고두고 후회한다.

그뿐이랴. 남들은 눈빛만 봐도 안다는 그녀의 마음은 몇 시간 대화 끝에도 여전히 안개 속이다. 눈치 없고 센스 없고, 그러다 염치마

저 없어졌다. 이러니 밤에 잠인들 잘 올 리가 없다. 밤새 뒤척이다 늦잠 잔 아침에는 허둥지둥 집을 나서고 또 정신없는 하루가 시작된다. 원래 난 이런 사람이니 이렇게 살다 가겠다고 하기에는 앞날이 너무 두렵고, 타고난 성격이니 어쩔 수 없다고 위로해도 결국 오늘도 자기혐오에 빠지고 만다.

이쯤 되면 무언가 조치가 필요하다!

신속하고 정확하게, 그것도 앞으로 앞으로만 나아가는 세상이다. 잠시 멈춰 숨을 돌리거나 뒤돌아볼 새 없이 모든 것이 순조롭게 돌아가고 있을 때 이런 성격과 습관은 매번 걸림돌이 된다.

혹 여러분도 이와 비슷한 고민을 하고 있는가? 혹 이런 고민을 해결하기 위해서 계획을 세워가면서까지 노력한 적이 있는가? 그렇게 애를 써도 쉽게 바뀌지 않았다면 이제 세로토닌의 도움을 받기로 하자. 세로토닌은 스트레스와 압박감, 대인관계에서의 불화 같은 현대인 특유의 고민을 다스리는 효과 탁월한 행복 물질이다. 지금 우리에게 뇌 속 마약이라는 엔도르핀보다 세로토닌이 더 유용한 이유도 그 때문이다.

이 책에서는 세로토닌의 특성과 작용 원리를 자세히 설명한다. 또 세로토닌에 관한 지금까지의 어설픈 지식을 바로잡고, 세로토닌 신경을 활성화하는 구체적이고 효과 확실한 방법을 일러준다. 기본은 숨쉬기, 씹기, 걷기, 햇빛 보기 같은 일상적인 행동이므로 부담 없이 생활습관으로 삼으면 된다.

물론 올바른 방법을 익히고 일정 기간 이상 꾸준히 실천해야 하지만 오래 묵은 성격과 습관을 바꾸는 데 그 정도의 노력은 아끼지 말아야 한다. 반듯한 자세와 생기 있는 표정으로 타인과 소통하며 집중력을 발휘해 업무에서도 높은 성과를 내는 '능력 있는 나'로 거듭날 날이 머지않았다.

윤혜림

옮긴이 _ 윤혜림

서울대학교 건축학과를 졸업했다. 일본 교토대학에서 건축학 전공으로 공학석사 학위를 받고, 동 대학에서 건축환경공학 전공으로 공학박사 학위를 받았다. 한국표준과학연구원에서 일했고, 지금까지 전공과 관련하여 5권의 책을 내고 7권의 책을 옮겼다.

최근에 《간을 살리는 밥상》, 《혈압을 낮추는 밥상》, 《생활 속 독소배출법》, 《생활 속 면역 강화법》, 《부모가 높여주는 내 아이 면역력》, 《항암치료 보양식탁》, 《근육 만들기》, 《면역력을 높이는 밥상》, 《면역력을 높이는 생활》, 《콜레스테롤을 낮추는 밥상》, 《나를 살리는 피, 늙게 하는 피, 위험한 피》, 《마음을 즐겁게 하는 뇌》, 《내 몸 안의 숨겨진 비밀, 해부학》, 《내 아이에게 대물림되는 엄마의 독성》을 비롯한 건강서와 자기계발서 《잠자기 전 5분》, 《코핑》, 자녀교육서 《엄마의 자격》 등을 번역했다.

좋은 책의 첫 번째 독자로서 누리는 기쁨에 감사하며, 번역을 통해 서로 다른 글을 잇는 다리를 놓아 저자의 지식과 마음을 독자에게 충실히 전달하려 한다.

생활 속에서 실천하는 세로토닌 뇌 활성법

개정판 1쇄 발행 | 2016년 9월 19일
개정판 3쇄 발행 | 2024년 11월 30일

지은이 | 아리타 히데호
옮긴이 | 윤혜림
펴낸이 | 강효림

편집 | 곽도경
디자인 | 채지연

종이 | 한서지업㈜
인쇄 | 한영문화사

펴낸곳 | 도서출판 전나무숲 檜林
출판등록| 1994년 7월 15일·제10-1008호
주소 | 10544 경기도 고양시 덕양구 으뜸로 130
        위프라임트윈타워 810호
전화 | 02-322-7128
팩스 | 02-325-0944
홈페이지| www.firforest.co.kr
이메일 | forest@firforest.co.kr

ISBN | 978-89-97484-82-9 (13510)

인간의 건강한 삶과 문화를 한권의 책에 담는다

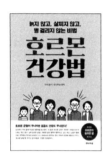

호르몬 건강법

호르몬은 우리 몸에 막강한 영향력을 행사한다. 이 말은 호르몬 균형이 깨지면 그만큼 파괴적이라는 뜻도 된다. 실제 호르몬 균형이 깨지면 삶의 활력이 떨어지고, 살이 찌고, 노화가 빨라지며, 면역력이 현저히 낮아진다. 또 스트레스에 대처하는 힘도 약해져 감정에 휘둘리고 만다. '호르몬 균형'을 지키는 것이야말로 진정한 건강법이다.

전나무숲 편저 | 이석 감수 | 156쪽

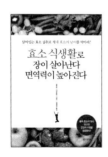

효소 식생활로 장이 살아난다 면역력이 높아진다

'체내 효소(인체에서 생성하는 효소)의 양은 정해져 있기 때문에 효소를 얼마나 보존하느냐가 건강을 좌우한다'고 강조하면서 나쁜 먹을거리와 오염된 환경, 올바르지 않은 식습관 때문에 갈수록 줄어드는 체내 효소를 어떻게 하면 온존하고 보충할 수 있는지를 상세히 알려준다. 그리고 장 건강을 위해 효소 식생활이 얼마나 중요한지 등 장과 면역력에 대한 모든 것을 알기 쉽게 설명한다.

츠루미 다카후미 지음 | 김희철 옮김 | 244쪽

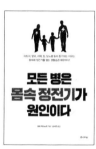

모든 병은 몸속 정전기가 원인이다

체내 정전기와 건강의 관계를 밝힌 최초의 책! 아토피피부염·
탈모·치매·암·당뇨병·만성근육통 등이 증가하는 이유는
몸속에 정전기를 쌓는 생활습관 때문이다. 이 책에서는 체내
정전기의 발생 메커니즘과 몸에 끼치는 악영향, 체내 정전기를
몸속에서 제거하는 생활습관, 몸속 정전기를 빼서 병이 호전된
사례를 보여준다.

호리 야스노리 지음 | 김서연 옮김 | 248쪽

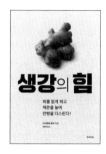

생강의 힘

현대에는 몸이 차가운 사람이 급증하고 있다. 가장 대표적인 증
상이 두통, 어깨결림, 비만, 알레르기, 우울증 등이다. 이러한
증상들은 몸을 덥힘으로써 해소할 수 있는데, 가장 효과적인 것
이 바로 생강이다. 생강의 유효 성분과 효능, 생강을 이용한 음
식 레시피, 생강 덕분에 건강을 회복한 사람들의 체험담이 가득
실려 있다.

이시하라 유미 지음 | 성백희 옮김 | 192쪽

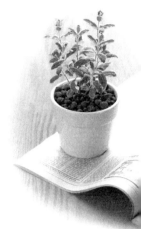

전나무숲 건강편지를
매일 아침, e-mail로 만나세요!

전나무숲 건강편지는 매일 아침 유익한 건강 정보를 담아 회원들의 이메일로
배달됩니다. 매일 아침 30초 투자로 하루의 건강 비타민을 톡톡히 챙기세요.
도서출판 전나무숲의 네이버 블로그에는 전나무숲 건강편지 전편이 차곡차곡
정리되어 있어 언제든 필요한 내용을 찾아볼 수 있습니다.

http://blog.naver.com/firforest

'전나무숲 건강편지'를 메일로 받는 방법
forest@firforest.co.kr로 이름과 이메일 주소를 보내주시거나
왼쪽의 QR코드 링크로 신청해주세요.
다음 날부터 매일 아침 건강편지가 배달됩니다.

유익한 건강 정보,
이젠 쉽고 재미있게 읽으세요!

도서출판 전나무숲의 티스토리에서는 스토리텔링 방식으로 건강 정보를
제공합니다. 누구나 쉽고 재미있게 읽을 수 있도록 구성해, 읽다 보면 자연스럽게
소중한 건강 정보를 얻을 수 있습니다.

http://firforest.tistory.com

스마트폰으로 전나무숲을 만나는 방법

네이버 블로그   다음 블로그